発達障害支援のための
ケースBOOK

臨床心理士 公認心理師
ヴィヒャルト 千佳こ

幻冬舎
MC

はじめに

「発達障害」を取り巻く環境は、以前と比べると格段に変わりました。１９９０年代は「発達障害」という言葉を知らない人がほとんどで、まずその説明をする必要がありました。ところが近年、グレタ・トゥーンベリさん（気候変動を訴える17歳の少女）や有名人が、自ら発達障害であることを告白するなど、発達障害を持つ人がそれを公にするようになってきたこともあり、世間の認知は急速に進んでいます。

　言葉が広く知られるようになったために、「自分がうまくいかないのは、発達障害のせいではないか」と考えたり、「この人はもしかすると発達障害なのではないか？」と感じたりする人も増えています。

　しかし、「発達障害」という言葉が知られるようになってきたとはいえ、現在はまだまだ言葉だけが一人歩きしている状態です。

　自分が発達障害という絶望的な気分に苛《さいな》まれている人、自分の子どもが発達障害と診断された、あるいはそうかもしれないと不安に思っている人など、未知な部分が多いために、これからどのように生きていけばよいのか、少なからぬ人が途方に暮れています。

また、自分の近くに発達障害、あるいはそうかもしれない人がいる場合、どのようにすれば彼らとうまく付き合えるのか、多くの人はその知識を持ち合わせないために困惑しています。そのような人のなかには、発達障害に対する誤解のために、嫌悪感を抱き、偏見を持ってしまう場合も少なくありません。発達障害の人と接するうちに、理解し難い事象が頻発し、それに振り回され疲労困憊してしまうことがあるからです。

このように、発達障害がらみで多くの人々が悩んでいる昨今ですが、背景に発達障害に対する基本的な正しい理解が欠けていることが第一に挙げられます。

しかし、発達障害の科学的な理解をしたとしても、人間ですから、心情的な部分はそう簡単に割り切れるものではありません。このような心情的な側面があること、これが発達障害の理解を難しくしています。

ところで発達障害には、「自閉症スペクトラム」や「ＡＤＨＤ（注意欠如・多動症）」などさまざまな種類があります。決めつけはいけませんが、診断名よりその人が持っている特徴が何なのかを知ることにより、どのような対応が良いのかがわかり、状況が改善し、その結果、発達障害の人の気持ちも、周囲の人の気持ちも楽になるのです。しかし、専門的な知識がないと、その特徴が何なのかわからず、状況の改善には至りません。

筆者は精神科心理カウンセラーとして40年以上、スクールカウンセラー（１９９５年からの制度）としてはそのスタートの年から仕事をしています。今日まで大人だけではなく、幼稚園、保育園のお子さん、思春期の方々まで多くの人々と向き合ってきました。

本書ではこれまでに出会った人々のさまざまな苦労話を、一般の方にもわかりやすいように平易な言葉で、実際のお話を基にまとめてみました（個人が特定されないよう個人情報に配慮しております）。

ポイントは双方の気持ちの行き違いです。この不協和音のせいで、不幸な出来事が起きています。まずその行き違いのからくりと、その背景にあるちょっぴり専門的な知識、不協和音を解決するヒントをこの本ではご紹介いたします。

本書を読めば、周りの発達障害の人を、今までとは違った目で見ることができるようになります。そして、あなた自身についても。そうすれば不幸な昨日とはまったく違ったすばらしい世界がひらけるでしょう。

ここで発達障害についての基礎知識を少しだけお話ししておきます。

発達障害は、出生前から生じている脳の障害です。そのため、一生同じ傾向が続きます。病気ではないため、「治す、治る」というものではありません。そして、その必要もありません。その人が持っている個性やタイプととらえるのが妥当かもしれません。

発達障害にはさまざまなものがありますが、本書では周囲との主にコミュニケーションの行き違いに発展しやすい「自閉症スペクトラム：広汎性発達障害（Autism Spectrum Disorder：ASD）」の事例をご紹介します。

2020年4月

ヴィヒャルト 千佳こ

発達障害支援のためのケースBOOK　目次

［第1章］

あなたも私も発達障害!?

「グレーゾーン」の人ほど、苦労する

これだけ発達障害という言葉が一般的になったために、「もしかすると自分もそうかも……」と考える人が増えているようです。私の肌感覚ですが、幼稚園、保育園から会社まで見渡しても、実に4割ほどの人が、なんらかの発達障害的傾向を持っているのではないかと思います。

このように考えると、「発達障害がある・ない」という診断よりも、その人がどのような傾向を持っているか、それにどのように対処、対応すればよいかが大切になります。

ここで、そもそも発達障害は「スペクトラム」であるという根本的な理解が重要です。「スペクトラムって何？」と思われる方もいらっしゃると思いますが、スペクトラムとはここからここまでが発達障害でこちら側は発達障害ではないということではなく、発達障害の傾向が帯状になっており、濃い人、薄い人、うっすらの人、かすっている人、一部の傾向はあるがこの傾向はないなど、さまざまな人が点在しているということです。

薄い人やうっすらの人は、よく「グレーゾーン」「境界」などと呼ばれますが、だから

大丈夫というわけではありません。実は、この軽い「グレーゾーン」「境界」といわれる人のほうが苦労をしているのです。なぜなら、明らかな重い発達障害であれば、福祉の恩恵に与るチャンスも多く、また、周囲としても一目瞭然なので理解でき、配慮がしやすく、寛大になりやすいということがあります。一方、一見そう見えない人、軽い人は、周囲も自身も発達障害ということがわからないために、「変な人」「性格の悪い人」「だらしない人」「努力の足りない人」などというように、マイナスのレッテルを貼られ、片づけられてしまうことが多いのです。このように理解されないということは非常に不幸なことです。

ところで、発達障害の人ご自身の苦労は大変なものですが、同時に、周囲の人の苦労も無視できません。私の相談室や勤務しているクリニックには、発達障害を持つご本人だけでなく、その周囲の人、上司、家族、先生なども相談に訪れます。

彼らは、職場、家庭、教育現場で、どれほどびっくりすることが起きているか、どれほど迷惑か、あるいは自分たちがひどい目に遭っているかを語ります。よく今までそれで生活できたなと思われるような、信じ難いエピソードも出てきます。

例えば、ひきこもりの息子は36年間一度も家族と顔を合わせず、おそらく入浴もしていない。トイレは部屋の中でごみ箱やペットボトルで済ませているよう。食事は、部屋の扉に隙間を作りそこから出し入れをする。実は幼いころ、乳幼児健診で引っかかり、「自閉症かも」と言われたものの、息子本人が嫌がったので療育センターや医療機関に行ったことはなく、学校もついにずっと不登校で通ったことがない。また、部屋を片づけようとすると、大声で怒り、物を投げたり、母親を殴ったりしたので、家族は怖くて腫れものに触るようにこの40年弱を過ごしてきた。これはご家族の相談の内容です。

ある小学校の5年生で学級崩壊があり、担任以外の教師がその教室に見学に行くと、まずその教室の中の悪臭にみんなびっくり。見れば、窓ぎわの水槽はどろどろで中にいた生物はおそらく死んで溶けた（?）よう。また掃除用具入れにある雑巾はカビだらけ。そして床はほこりや髪の毛、子どもたちのプリント、消しゴムのカス、砂などで汚れ、極めつけは、教卓の引き出しを開けたとき、出てきた給食の残りのパンや牛乳、おかずを紙に包んだもの、その腐敗したものが発する悪臭。「学級崩壊の原因はこの悪臭か?!」と思われるほどの状態。担任はいったいどうしていたのか。教室の整理整頓、清掃、子どもたちへの指導など、はたしてできていたとはとても考えられない状態。校長先生に連れて来られたのは5年生の担任の30代の女性教諭でした。

　女性教諭は教室の整理整頓どころか、クラスの生徒の名前すら覚えられず、プリントの採点もはかどらず、遠足の日もハイヒールとスーツで出勤する始末。また、通知表が書けず、とうとう終業式の前日まででき上がらなかったために、ほかの教師や教頭、校長が総出で手伝うも、本人は「今日は約束があるのでお先に失礼します」と帰ってしまい、そのあと残った職員は夜中近くまでその女性教諭のクラスの通知表を作成し、疲労困憊で翌日はみんな、ゾンビのようになりながら終業式に臨んだのです。一方、女性教諭はさわやかに登場し元気はつらつで、「ありがとうございました」でも、「すみませんでした」でもなく、本人はいたって明るく罪悪感も悪気もないよう。みんなはすっかり困惑してしまいました。とても学歴は高い方なのですが……。

経理の助手の女性社員が無断欠勤をするので、心配で一人暮らしのアパートを田舎から出てきた母親と一緒に見に行くと、本人は行方不明でもぬけの殻。そして女性の部屋とは思えないほどの散らかりよう。まず、扉が開かない。無理に開けると扉の外に転がり出てきたのは、いくつものごみ袋。いちおう、プラごみと生ごみは分けてあるようには見えるものの、半透明のごみ袋の中は真っ黒で正体不明。床は堆積した「もの（?）」で見えず。彼女は職場で、挨拶ができない、ミスが多い、毎日同じ服装で身体が臭う、指示したことをすぐ忘れるなどの傾向がありました。これは来院した上司とおろおろした年老いた母親の話。

スクールカウンセラーが文部科学省の研究委託事業として始まった1995年、筆者はある中学校にスクールカウンセラーとして勤務しましたが、その時の最初の相談が、中学2年生の一人の女子についてでした。また、男子で一人、どういうわけかスクールカウンセラーをたいへん気に入ってくれる生徒がいて、休み時間のたびに相談室を訪れてくれましたが、この二人は、今、思い返せば正に典型的な自閉スペクトラム症だったということがわかります。しかし、そのような生徒は３００人規模の学校でこの二人以外、話題に上ることなく、もちろんほかにもいたとは思いますが、当時、あまり見かけなかったように思います。

２年後、別の学校に行きましたが、そこでは、いつも一人で行動している大きなデイバッグを担いだ男子がいました。友達関係でのトラブルがあり、学校でいじめにならないように取り組みましたが、この時は発達障害の知識が精神科領域に入ってき始めており、おそらく発達障害ではないかとの判断で対応したのを覚えています。しかし、ここでもそのようなタイプのお子さんは珍しい存在でした。

ところが、２０２０年の現在、どうでしょう。「アクティブラーニングで話し合いの時どう?」と生徒に尋ねると「うちら六人グループ男女三人ずつだけど、男子一人、女子二人があのタイプだから、いつも三人で話し合いしてる」という返事。生徒が「あのタイプ」というのは、自閉スペクトラム症のことです。彼らは小さいころからその傾向があるお子さんと一緒にいるので、みんなわかっています。「あのタイプ」の人はコミュニケーションが不得手で何も言わない。特にどう思うかなどといういわゆる「感想」は答えられない。ですから、聞いても何も返ってこないということを知っているのです（アクティブラーニングは意味があるのでしょうか）。

また、ある保育園で先生がこのようにおっしゃっていました。「お砂場の三人は一緒にいるけれど、一緒に遊んでいない。みんな、持っている。でもトラブルがないからいいの」と。「一緒に遊んでいない」というのは「並行遊び」というものです。同じ場所で同じ遊びをしていても、お互いのやり取りがなく、ただ、それぞれ一人でもくもくと遊んでいるのです。他者に対する興味関心が低い、コミュニケーションが苦手という自閉傾向が背景にあります。

したがって、「持っている」というのは、もちろん発達障害を持っているということで、つまり皆自閉症の傾向があるということなのですが、しかし、その傾向があるだけでは今は問題にしません。トラブルを起こしたお子さんだけを問題にするのです。そうでないと仕事がエンドレスになるからです。

筆者が勤務している3軒の精神科のクリニックでも、最近はうつかな、統合失調症かな、と思っても、少しお話を聞くと、やっぱり根底には自閉症スペクトラムの傾向があることが明らかになるケースが増えました。1日に10人の心理面接をしているなかで、ほぼ全員が自閉スペクトラム症の患者さんということも珍しくなくなりました。

実は、同業者にも何人もいます。「えっ!? クライエントさんにそんなこと言っちゃったの?」「よくそんな自慢話言えるよね」「報告書、あの人全然書いていないよ」「またスケジュールミスで欠勤?」など、そのような話はいくらでもあります。みんな、心理カウンセラーですので「私、空気読めないから」や「ＡＤＨＤだから無理」など、若干居直り気味のきらいもありますが、自己理解はいちおうできている人が多いように思います。しかし、なかにはまったく自覚していない人もいます…(自覚してください!!!)。ちなみに筆者は自覚しております。「落ちつきがない」とずっと通知表に書かれ、教師や上司の覚えは残念ながらめでたくなく、典型的なＡＤＨＤと同時に、若干自閉症スペクトラムの傾向もあると思われるタイプ、これが私です。

今、発達障害の人は確実に増えている、あるいは不適応の程度がひどくなっているように思われます。このように発達障害の人、あるいは発達障害風の人が増えてきた背景には、遺伝要因だけではなく、私たちを取り巻く環境の変化があることは間違いないと思います。化学汚染物質の影響、デジタルに頼る生活、自由度が高くなった社会、人間同士の生のコミュニケーションの減少などです。

自由度が高い社会は、つまり何をしてもよいということで一見良いと思われがちですが、「こうすべき」というものを提示されたほうが実は窮屈ですが自分で考えなくてもよいので楽な部分もあるのです。自閉症的傾向では自分で考えると、何をどこまでやってよいのやらわからなくなることがあります。マニュアル、ガイドラインなど頼るものや基準になるものがあるほうが生きやすいのです。

生のコミュニケーションの減少、これは子どもの社会性の発達に大きく影響しています。定型発達の人も、幼少期の他者との生の触れあい、コミュニケーション体験の少なさのせいで、ソーシャルスキルを持たない発達障害風になっているようです。

ですから余計に発達障害の知識なくしては、今や仕事も家庭も学校も、うまくやっていくことができなくなってきています。

最近では学校や職場での取り組みも進み、現在、自治体によって差はあるものの、サポート体制が強化されつつあります。２０１６年４月に施行された「障害者差別解消法」では、障害や困難に合わせて「合理的な配慮」をすることが各職場や公立の学校に義務付けられました。また障害者就労についても制度が整いつつあります。これは大きな一歩です。

しかし、制度だけが進んでいる観はぬぐえません。巷ではいわゆる「偏見」「差別」などが残念ながら歴然と存在します。こうなると、親も自身も発達障害であるということを認め難くなり、発達障害の傾向を持った人の自己理解がますます進みにくくなります。

偏見や差別の原因として周囲の人々の不幸な現実があります。発達障害の人の周囲の人が、いつも良いことがあって幸せなら、人々は発達障害に理解を示し、喜んで受け入れるに決まっています。しかし、ほかの障害より発達障害は周囲の人への影響が大きく、「迷惑」と感じる人々の多さは否めないのが事実です。こうなりますと、単に、見てすぐわからない、知的に高い人、ある種の能力が高い人がいるからわかりにくい、理解しにくいというだけではなく、残念ながら、心情的に理解したくない、受け入れたくない気持ちにもなるのはある意味当然です。

しかし、これだけ多くの人に傾向があるのでしたら、逆に発達障害があってもよいではないですか。みんなお互いさまです。みんなでお互い助け合いましょう。互助会です。要はみんなで互いに支援をすればよいのです。それぞれの人がそれぞれの特徴を補いながら、生活しましょう。人の気持ちがわからず空気が読めない人は、読める人に聞いたり、パターンで人の気持ちを学びましょう。スポーツのできない人は、スポーツ選手の活躍を見て楽しむのもいいでしょう。方向音痴の人は、自閉症の人が開発してくれたスマホに教えてもらえばいいのです。発達障害はこれからのデジタル時代に適応するための一つの進化かもしれません。「発達障害」を持っていてもいいのです。

［第2章］

職場・家庭・学校……
現場で何が起こっているのか？
発達障害を知り尽くすための
9のケース

「記憶力が良い」というより

ある日、クリニックにやって来たのは40代の男性、Cさんでした。彼は最近眠れないと訴えました。よく話を聞くと、眠ろうとしてもいやなことが頭に浮かんできて、眠れないと言うのです。それがここ数年ずっと続いていると言います。「えっ⁉ ここ数年ですか?」「はい、ひどい時は朝まで意識があります。つまり寝ていないのです。つらいです」「よく長年我慢されましたね。ところで、そのいやなことというのは何ですか?」と尋ねると、彼は椅子をカウンセラーのほうにぐっと引き寄せました。

カウンセラー:わー近い! もっと離れてほしい。距離感のない人!

そこから、彼の「いやなことの話」が始まりましたが、なんとそれは最近の話ではなく、32年前の話だったのです。

「私が小学校3年の時、担任の先生が僕の筆箱をのぞいてこう言ったんです」

「C君、これは君の定規かな？」と聞くので、「はい僕のです」と言うと、「いや違うね。これはF君の定規だよ」と言います。「僕のです」と僕がまた言うと「君のものという証拠があるのか？」としつこく聞いてきます。「あります」と答えると、「じゃあ、証拠を見せなさい」と先生は言います。その時、隣の子が「これはC君のじゃないよ。昨日、筆箱にこの定規はなかったよ」と口をはさんできました。僕が「だって昨日家に帰って今日筆箱に入れてきたんだ」と説明すると、突然F君が僕のところに来て、「これは僕のだ」と言うのです。先生は僕の定規を筆箱から取って、F君に渡しました。

カウンセラー：それはひどい先生。でもずいぶん詳しい話。話が長くなりそう。

その時、先生の右手の親指が僕の頬っぺたに触れました。先生の爪が伸びていたために、頬っぺたが引っ掻かれて1・3センチくらいの引っ掻き傷がつきました。もうその傷はありませんが、僕が泣いたら、みんなが「また泣いている」とはやし立てたんです。

カウンセラー：1・3センチとはやけに具体的。本当かどうかはともかく、数字で表現するあたり、自閉的な印象だな。

それから先生はF君にもう一度自分のランドセルの中を調べるように言いました。それでF君がランドセルのポケットの中をもう一度手で探ると、なんと、定規が出てきたんです。その時はもう休み時間になっていて、ほかの生徒も僕とF君と先生の周りにいっぱい集まってきました。僕のすぐ後ろにO君、その隣にP君、それからQ君とR君とその後ろはSさん、Tさんそれからその斜め前にUさんとV君、F君の横にはWさん……。

延々とこのような会話が続きました。

カウンセラー：話が長い、詳し過ぎ、冗長。時間が限られているのだから、もう少しまとめてくれればよいのに。時間配分ができていないな。それにしてもよく覚えている。感心!!

通常、昨日のことでもこれほどは覚えていられないでしょう。一言一句正しいかどうかは疑問の残るところですが、カウンセラーは取り敢えず彼の話が終わるのをひとしきり待ちました。

話の筋としては、CさんがF君の定規を取ったと先生が勘違いして、濡れ衣を着せられた、ということなのです。要はたった2行のお話なのですが……。

「それはおつらい体験ですね。それにしても今から何年前ですか？」「32年前の6月28日の10時28分です」「ずいぶん昔のことなのに、よく覚えていらっしゃいますね。物覚えが良いですね」「僕はあのことがあってから、毎晩あのことを思い出しているから、覚えているんです。物覚えが良いというより、忘れられないんです。僕は記憶力が良くて、小学校6年の時は、学年全員の誕生日を聞いてそれを覚えていました。今でもだいたい覚えています」「それは凄いですね」

Cさん：記憶力が良いのはちょっと自慢。

カウンセラー：学年全員の誕生日を覚えているなんて、記憶力が良いというより良過ぎで、逆に問題。記憶力が良過ぎるのも、自閉症スペクトラムの特徴の一つ。しかし記憶力が良いということは、なるほど反復的思考のおかげということもあるか。毎日、反芻していれば、毎日の勉強の復習と同じでしっかり身に付いてしまう。こんなに何年も経っているのに、感情記憶が色あせないというのはやはりつらいことだ。こだわりも強いしほぼ自閉スペクトラム症は間違いなさそうだが、もう少し情報を集めよう。

「ところで、小さい時、どんなお子さんだったか、ちょっと教えていただけますか?」

話が終わりそうにないので、必要な情報を集めていない焦りを感じたカウンセラーは、Cさんに幼少期の話を促しました。すると、Cさんは急に怒り出しました。

Cさん：カウンセラーは話を聞くのが仕事なのに、どうして自分に話をさせてくれないのか。患者の話を遮《さえぎ》るなんて、ひどいカウンセラーだ。

「どうして私の話を聞いてくれないんですか⁉　あなたはカウンセラーでしょ。僕はほかに小学校や中学校の時に覚えていることなんかほとんどないんですよ！」と、思いがけないカウンターパンチ。

カウンセラー：ちゃんと話を聞いていたのに。ちょっと不愉快。幼少期や学生時代の記憶がないというのは、普通ではあり得ない。体験としてきちんと獲得されていないのか。

患者さんにはありがちなことだが……。

Cさん：どこに行っても僕の話をちゃんと聞いてくれない。自分の聞きたいことだけ根ほり葉ほり聞く。嫌な感じだ。だから、カウンセラーは嫌いなんだ。僕が不登校になった時のカウンセラーも、今回と同じように根ほり葉ほり自分の聞きたいことばかり聞いてきたから、いやで二度とそのカウンセラーのところには行かなかった。思い出すと悔しいし、つらい。

「カウンセラーはいつも僕に根ほり葉ほり聞いてきて、何なんですか⁉　僕はつらいんだ‼」

カウンセラー：根ほり葉ほり聞く？　変なこと言うな。それが仕事なのに。単なる雑談だと思っているのかな。失礼な言い方。それに「いつも」とか言うが、こちらは初対面。自分が知っていることは、こちらも知っていると思っているよう。これは自閉症の「心の理論」の問題＊のようだな。

＊他者の立場に立ったものの考えができない。他者の気持ちがわからない。自分が知っていれば、他者も知っていると思っている。

そして、Cさんはわーっと泣き出してしまいました。その泣き方たるや、年齢にそぐわない大泣き。彼は小学生のように大きな泣き声とともにしゃくりあげてしまい、隣の診察室から看護師も心配してのぞきに来るほどでした。

カウンセラー：なにこの泣き方!!　わーー!　鼻水が大変!!　人前でこの鼻水はみっともないとか思わないのかな。泣き声が大き過ぎるということも。何も恥ずかしいと思っていないようだ。とにかくこの泣き声をなんとか止めなければ。待合室にも丸聞こえだし……。

「そんなに泣かないでください。すみませんでした」とカウンセラーが言うと、「みんな、僕に泣くなと言う。でも僕は泣くほどつらいんですよ」と泣き止みません。

Cさん：僕が泣くと、みんな、泣かないでくださいと言うけれど、なんで泣いちゃいけないんだ。僕はつらいんだ。誰も僕の気持ちなんか聞いてくれないし、わかってくれない。

カウンセラー：泣きたいだけ泣いているな。よほどつらいんだろう。それはわかるけれどこの泣き方はやめてほしい。場をわきまえていないな。空気を読んでいないということか。

しばらくしてやっと少し泣き止んだときに、「では、今、もう少しうかがいたいので、あのお話の続きが話せますか？　もしお話できるのならしてください」とカウンセラーが促すと、Cさんはケロッとして話の続きを始めました。

カウンセラー：なぜ急にケロッとできるんだろう。これにはついていけないな。共感しにくい。

Cさん：話を聞いてくれる気になったようだな。

クラスのみんなが集まってきたんですけど、あとから来たXさんが「先生、C君が取ったんじゃないよ」と言いました。そうしたら先生がやっと「F君、定規をなくさないようにね」と言いました。それで、その後みんながいなくなってから先生は僕に「C君のせいじゃなかったね。ごめん」と言ったのです。

カウンセラー：なんだ、ハッピーエンドじゃないか。

「それならハッピーエンドじゃないですか。先生は謝ってくれたんですね。良かったですね」とカウンセラーが言うと、「違う!!　僕は誤解されたんだ。濡れ衣を着せられたんだ！　犯人扱いされたんだ！　先生はみんなの前で謝ってくれなかったし！」と再び泣き始めたのです。

Cさん：どうして僕の気持ちをわかってくれないんだ。誰も僕の気持ちをわかってくれない。僕は誤解をされていたんだ。みんなの前で犯人扱いされたんだ。

カウンセラー：わーまた泣き出した。なんて泣き虫なんだろう。しかし、確かにある時点では彼は誤解されて濡れ衣を着せられた。でも、その後先生が自分の過ちを認めて謝罪しているのだから、これは「終わり良ければすべて良し」の良い話として記憶されるべきはずのものだ。それなのに「誤解された、犯人扱いされた話」としてしか記憶されていない。本人にとって悲劇だ。あくまでも先生が悪者になっている。この先生もいい迷惑。とらえ方がズレているな。被害的だな。このままでは、一生この先生はワルモノということになり本人も救われない。32年間この思いを固めてきたんだな。年数が経っているので被害的認知は余計、修正されにくいな。大変だ。

また、この面接を振り返って、カウンセラーは、Cさんは「つらい」と言いますが「悲しい」と言わないことに気がつきました。自閉症スペクトラムの人と話をしていると、そういえばあまり「悲しい」とは言わない気がします。「悲しい」に比べ、「つらい」というのは一人で頑張っているときの言葉に聞こえます。

その後、彼はここに至るまで数軒の精神科を受診しており、すでに「自閉スペクトラム症」の診断を受けていることがわかりました。

周囲の人へ

記憶力が良いというより、忘れられない、かつ、その記憶は被害的で正確ではない。この事例のポイントは主にこの2点です。記憶力が良いというのは時にはつらいものです。Cさんは記憶力が良いというより、忘れられないというほうが当たっているのでしょう。

ところで「健忘」という言葉があります。ある出来事が過去にあったときに、「○○ということがあった」というエピソード記憶と、「恥ずかしかったなー」などという感情記憶がありますが、一般的に定型発達の人は、時が経つにつれて、「○○があった」というエピソード記憶は残っていても、「当時は恥ずかしかったけれど、今、思い出すとちょっと笑えるな」などと、その時の生々しい感情は色あせていくものです。これが健やかに忘れる「健忘」です。生々しい感情が脱落していくからこそ、安穏と毎日を平和に過ごせるのです。忘れるということは、ありがたいことなのです。

しかし、今まで体験したことの感情がすべて残っているとしたらどうでしょう。きっと、つらくて毎日が過ごせなくなります。実は、それに近いことが自閉症スペクトラムの人に起きているのです。彼らの感情記憶、それもマイナス感情のほうはなかなか消えないことが多いのです。

この原因として、定型発達の人では今までの体験は時間の流れの「線」でとらえているのに対し、自閉症スペクトラムの人たちは、記憶をある時点の出来事だという「点」で認識していることが挙げられます。そうなると、終わり良ければすべて良しとはならず、ある時点で不快なことがあれば、それはそのまま記憶に残ってしまうのです。よく彼らはその不快な出来事がいつあったかを何年何月何日何時何分のように日時で覚えています。

また、先ほどの事例でも述べられているように、記憶が反復されていることがあります。一般的に嫌な体験は頭の中で反復されることが多いのですが、一つにこだわるとそこからなかなか離れられないというこだわりの特徴のある自閉症スペクトラムの人は、この反復的思考がますます強くなります。そうすると、頭の中に記憶として確実にとどまります。マイナス感情記憶が長期間頭の中に保持される、つまり記憶されると、強い感情は行動の原動力になることがあります。ストレートに言えば、その感情のまま、ターゲットに仕返しをすることにもなりかねないということです。

　そのほかに、実生活の出来事が自閉症スペクトラムの人にとって体験として残っていない、あるいはあまり現実的にいろいろな体験をしていないなどのために、この体験の貧困さが、残った数少ない記憶をより際立たせるということも考えられます。

　ところで、恐ろしいことが起こる前に、マイナス感情は消さなければなりません。ではマイナス感情の記憶はどうすれば消えるのでしょう。それは、反復させないことがよいのです。つまり、思い出させないことです。それには、異なる刺激を頭の中に入れればよいのです。あるいは、別のニュートラルかポジティブなことを考えるようにすればよいのです。

　怒る価値のない怒りに悩まされているときなど、単純な「そらし」「紛らわせ」などが結構効果的なのを、皆さんご存知でしょうか。違う刺激を入れて、頭の中で活性化している脳領域を変えるのです。急に冷たい風を送る、話を違うほうに持っていく、印象的なものを見せるなどいろいろなことが考えられますが、いちばん簡単なのは、違う話、すなわち、話題を変えることです。「火事だ！」と聞けば、今まで怒っていた人も「えっ!!」となりますね。

「○○さん、ゲームの○○がお好きだってここに書いてありますが、あの最新作、もう試されました？　良かったですか？」

　できれば、本人の好きなこと、得意なことに話を移せればベストです。これはごまかしではありません。本人を嫌な話の囚われ（こだわり）から解放するための大事な救済手段なのです。

　この反復的思考をそのままにしておくと、Cさんのように、頭の中にはいつも「ある嫌な事柄とその感情」が居座っており、何か少しでも別のいやな感情を抱いたときには、「いやな感情つながり」で次々といやな感情を味わったときの思い出が頭の中でオンパレードになってしまいます。そしてCさんのように「いつも行きつく先は、あの小学校のエピソード」ということになるのです。そして「誰も僕を理解してくれない。今もこんなに不幸なのは、あの出来事のせいだ。（本当は関係ありませんが）」という信念が強固になり、つらい思いをずっとすることになってしまうのです。

いずれにしても、記憶のメカニズムが一般的ではなく、悪い記憶が強い感情とともに残りやすいことで、彼らは日々つらい思いをしているということを理解する必要があります。

もし、あなたが何かの行き違いで自閉症スペクトラムの人とトラブルになったら、気がついた時点で速やかに謝りましょう。それでもだめなら本人から見えないところに行きましょう。距離を取りましょう。Ｃさんの小学校の頃の担任の先生は、幸い遠くにいます。担任の先生に今のところ実害はないようです。

もう一つ、嫌な体験を自閉症スペクトラムの人に話してもらう場合、フラッシュバックを起こし、興奮してしまうことが多々あります。このＣさんも若干その傾向があったようにみえます。なんとかしてあげようという親切心からうっかり過去の心の傷になっているような話を不用意に聞くと、このようなことがありますので要注意です。「いやな昔のことをとことん話してもらい、すっきりしてもらおう」は良い結果にならないことが多いのです。

自閉症スペクトラムの人と話をするとき、できれば過去ではなく今現在そしてこれからの悪くない話をするのがよいですね。

本当の話は？　ママ友との記憶

幼稚園のママ友（Kさん、Sさん）二人といつもバス停で一緒に待っているNさんは、おしゃべりが憂鬱でした。二人は話が弾んでいるのに、自分だけ会話に入れないのです。どのタイミングで何の話をどこまでしたらいいのか、わからないのです。

Nさんは、地方の小さな町で高校を卒業し、1年ほど農協の事務をしたのち、知人の紹介で今の夫と結婚しました。結婚後は上京し今の場所に移り住み、すぐに子どもができたため、仕事はしていませんでした。学生時代は大人しいごく普通（に見える）の女の子で、特に対人関係の大きなトラブルはありませんでしたが、大人しいので友達は限られた少数の女子だけでした。しかし、その大人しいNさんは不正に対しては過敏で「正義感が強いね」とよく教師から誉められていたので、「正義感の強いのが私のとりえ」とNさんはいつも思っていました。

Nさん：いつもKさんとSさんは楽しそう。私だけ仲間外れ。ちょっと何か言おうかなと思っていると、必ずKさんが話し始める。Kさんが私を話題に入れないようにしている感じ。Kさんは私に意地悪をしているように思える。

ある日、それでも勇気を出して二人の会話に入っていこうと決心しました。そして、Nさんはこんな話題を出しました。

「うちの主人ね、この前おばあちゃんが自殺して、遺産相続で親戚と揉めていたんだけれど、裁判に勝って遺産がもらえることになったの。で、お祝いに昨日、焼肉を食べに行ったの」

Kさん：自殺!? そんなこと聞くとドキッとする。そんな話、この朝の道端でする話じゃない。遺産が入った？ なんて重い話なんだろう。どう切り返していいかわからない。深刻な顔になっちゃう。にこっとできない。Nさんは自分がどんな話をしているか、わかってるのかしら？ TPOをわきまえてほしい。

Sさん：自殺!? そんな話は聞きたくない。大変!!

すると二人のうち、ハキハキとしてしっかり者のKさんが、怪訝な顔をしてニコリともせず「良かったじゃん」と言いましたが、もう一人のSさんは少し困った顔をして黙ってNさんを見たあと、下を向いてしまいました。場は白けました。

Nさん：あれ？ どうして二人は話にのってこないんだろう。Kさんは睨むし、Sさんは下向くし、二人は回転寿司の話をしていたから、同じ食べ物屋さんつながりで焼肉ならいいかなと思ったけれど……。
学生時代と同じだな。学生時代も私が話すとそれで話が終わっていたっけ。それにしてもＫさんがこっちを睨んでいた。絶対に許せない。Ｓさんはきっと焼肉がうらやましくて下向いたのかな。

実はＫさんは日本的な顔立ちで、一重の切れ長の目の面長な女性でした。どちらかというときりっとした印象できつく見えるタイプでした。Ｎさんは人の表情を読むのが苦手なので、一見、きつく見えるＫさんを、自分のほうを睨んでいると勘違いしたのでした。

こんな毎日が続くのが嫌で、Ｎさんは園バスをやめ、子どもを自家用車で幼稚園まで連れて行くことにしました。
ある日の朝、子どもを車で園に連れて行くと、そこにＫさんとＳさんが来ていました。二人はバザーの準備をしに来ていたのでした。Ｎさんは挨拶をしなくてはと思いましたが、園バスを待っていたときのことが頭をよぎり、二人を避け、挨拶もせず逃げ帰りました。

それからというもの、Nさんは街でKさんやSさんに会いそうになるたびに、道を変えたり、二人を避けるために用もないお店に入ったりするようになりました。

ある時、とうとうKさんとSさんが道で立ち話をしているのに遭遇してしまいました。すぐさま道の反対側の路上駐車をしている車の陰に逃げましたが、その時、二人が自分を見つけて、Nさんのほうを見ながら何か話しているのを見てしまいました。

Kさん：あっNさんだ！　またなんか私を避けている。私何か悪いことしたっけ？　車の後ろに隠れるなんて、変な人。

Nさん：私の悪口を言っているに違いない。

その後、NさんがKさんに会ったのは、ちょうど7年後、子どもが中学に入ったときでした。Nさんの息子とKさんの息子は運悪く同じクラスでした。第1回目の保護者会でそれを知ったNさんは、ショックで夜も眠れませんでした。

Kさんは息子が中学生になったのをきっかけに、パートに出るようになりました。Kさんは自転車でパートに行くとき、ちょうどNさんのマンションの前が通り道でした。ある日、Nさんはマンションの前をKさんが自転車で通っているのに気づきました。

Nさん：Kさんはわざとうちの前を通っている。これは嫌がらせだわ。こちらから最初に手を打たないと、また何かしてくるに決まっている。される前にやってやろう。

Nさんは考えた末、朝Kさんが通る時間、まず道に出てKさんを睨んで威嚇することにしました。

朝、Nさんはマンションの前の電柱の脇に立ってKさんが来るのを待ちました。そしてKさんが自転車で来たときに思いっきりKさんを睨みました。Kさんは路肩に棒立ちでこちらを見ているNさんに気づき、ぎょっとして危うく転びそうになりましたが、それでも如才なく（表面的には）「おはようございます！」とNさんに声をかけました。しかし、Nさんから返事はありませんでした。

Kさん：何これ！　Nさん、やばい！　怖い！「おはようございます」の声、震えちゃったじゃない。何してんだろう。こっちが挨拶したのに、返事なし。いやな人、気持ち悪い。何なの？　やっぱり変な人！

Nさん：何よ！　挨拶なんてしてきて。こんなことでは騙されない、本心はわかっている。絶対に許さない。睨んでやる。そしてこの道を通らないようにしてやる。

Kさんにとって、子どもの幼稚園時代のバス停での出来事など、記憶の端にも残っていませんでした。もともとNさんに対して何も思うところはなく、悪くも思っていませんでした。しかし、Nさんに避けられたり、毎朝、通る道にNさんが立っていて、挨拶しているにもかかわらず、ただこちらを不気味に見ているだけで何も言わないのは、さすがに気持ちが悪いことだと思い、別の道を使って遠回りをしてパートに行くようになりました。

一方Nさんは電柱の横に立っていても、Kさんが現れない日が続いたので、Kさんに勝ったと喜びました。

Nさん：私を怖がって反省したんだわ。私がどんなにつらい思いをしたか、これで思い知ったかな。私の勝ち。やっぱり正しいものが勝つのよ。

その後Nさんは親戚とのトラブルで不眠になり精神科を受診した際、自閉スペクトラム症と診断されました。

周囲の人へ

対人関係場面のちょっとした読み違いから、恨みを抱くようになり、その後の行き違いからの誤解がどんどん上書きされ、Kさんが悪いという事実とはまったく異なるストーリーができ上がっていきました。

悪い思い出が基になりこのように作り話（本人には作っている感覚はありません）に

なっていくのですが、Nさんの話しか聞いていない場合や、意識的ではないにしろ話のなかの何か大事なことが省略されてしまうと、この話が「Kさんに嫌がらせをされているかわいそうなNさん」という話になってしまいます。

話がねじ曲がる方向は、だいたい自閉症スペクトラムの人の場合、「私は被害者、こんなにひどい目にあった」ということになります。それは、自閉症スペクトラムの人の今までの体験が影響しています。自閉症スペクトラムの人は持っている特徴から、幼少期より対人関係がうまくいきません。すると、そのネガティブな体験の蓄積により、「自分はわかってもらえない、嫌われている、いつも理由なく邪魔者扱いされる」と考えるようになります。そして、「今もそう、これからもそうに違いない」となるのです。すなわち、新たに体験する対人関係でのさまざまな事象も、つい被害的な色付けになってしまうのです。被害感が強くなり、果ては迫害的敵対感情に発展することさえまれではありません。

人の記憶は事実とは異なります。これは自閉症スペクトラムの人でなくても同じです。しかし、自閉症スペクトラムの人は定型発達の人より、事実が歪曲されていることが多いという特徴があるのです。これはもともと、対人関係のなかで他者の気持ちが読み取れない共感性の低さに起因します。また、話にも出てきたように他者の表情を読めないことがあります。さらに、自分の態度や行動などがその場に不適切であることにも気づきにくいというモニタリングの弱さもあります。そのために、対人関係場面の状況において、何が原因でそのような結果になったか、正しく判断できないことが多いのです。

自閉症スペクトラムの人がとんでもない理解不能の行動を起こしたとき、背景にこのような誤解、行き違いがあることがほとんどです。

ところでなぜとんでもない過激な行動をしてしまうのでしょうか。

「そんなことをしてはいけない」という「越えてはいけない一線」が自閉症スペクトラムの人の場合、しっかり設定されていないからです。越えてはいけない一線の感覚はヒューリスティックです。このヒューリスティックな感覚は定型発達の場合、幼児でも本能的に備わっていますが、自閉スペクトラム症の人の場合は、大人になってもわからないことがままあります。

自閉症スペクトラムの人はある程度物の道理がわかる年代になったときに、左脳からこれらのことを学習して覚えていかなければ身につかないといわれています。したがって何かの拍子で学び損なうと一生わからないのです。

とんでもない過激なことをした場合、頭ごなしに注意、叱責したくなりますが、それをすると自閉症スペクトラムの人の逆鱗に触れることになります。先ほど述べたように、そこには本人しかわからない事情がありますので、まず理由を丁寧に聞くことが大切です。

そして、自閉症スペクトラムの人の気持ちに寄り添えるならば、共感的に話を聞きましょう。共感的に話をする際、たいへん重要なことがあります。それは決して怒りの感情にコミットしないということです。怒りではなく、悲しみ、不安、怖い気持ち、困惑……など、怒りの前に出現する弱いマイナス感情にコミットすることが、本当の共感です。もし怒りに共感すると、「話を聞いてくれた○○さんも怒って当然、仕返ししていいと言った」ということになりかねません。怒りは所詮、自己防衛のために出現した二次的感情にすぎません。

「Nさん、Kさんが怖かったんですね。幼稚園バスを一緒に待っているとき、大変でしたね。会話もどうしてよいか困っていらっしゃったんですね」などとお話しできると、Nさんの気持ちはかなり救われるでしょう。そのうえで、してはいけないことについて、「Nさんがああいうことをしたくなるお気持ちはわかりますが、ああいうことをすると誤解されてNさんのためにならないと思います」のように最初に共感、次に諭すという順番で話をするとよいのです。

　自閉症スペクトラムの人は自分が信頼している人の言うことしか、耳に入りません。ですからこちらの言うことを聞いてもらおうとするならば、はじめに、自閉症スペクトラムの人を否定するようなことは決して言わないことが鉄則です。信頼関係をしっかりつくってから、カウンセリング、アドバイス、説諭などをしましょう。

私はカサンドラ

　自閉症スペクトラムタイプのパートナーから理解されないことに苦しむ女性を「カサンドラ症候群」と呼ぶことがあります。ギリシア神話に登場する女王の名前から名づけられたこの名称は正式な疾患名ではありませんが、広く使われるようになってきました。

今回のケースは、妻は情緒的で気持ちの細やかな女性でした。夫はＩＴ系の企業に勤めるサラリーマンでした。

ある日、買い物から帰った二人は、なんとなく疲れていましたが、いつものように、妻はのんびりする暇もなく、部活や塾から帰ってくる息子たちのために食事の支度をしなければなりませんでした。

夫はこれまたいつものように自室にこもりパソコンを立ち上げていました。それを見て妻は、急に眩暈に襲われました。最近、急に襲ってくるこのような眩暈に、妻は悩まされていました。立っていられず妻は居間のソファに横になりました。そして、そのまま寝入ってしまいました。

夫の「おい」という声で妻は気がつきました。あたりはすっかり暗くなっており、妻は食事の支度が何もできていないことを思い出し、焦り出しました。夫は妻に「寝ているの?」とぼそっと言いました。それを聞いた妻は「だからイヤなの！　私、もう耐えられない!!」とわめき叫んでしまいました。

妻：いつもこう。疲れて帰ってきて、どうして私だけが食事の支度をしなければいけないの？　あの人は自分のしたいことだけしかやらないのに。手伝ってくれてもいいじゃない。それなのに、手伝ってくれたことなんか一度もない。私が横になっていれば、寝ていることくらい見ればわかるのに。どうしてもう一言、「大丈夫？　疲れている？　僕が食事、作ろうか？」と言えないの!?　だから嫌!!　私のことなんて、まったく大事にしてくれない。自分のことばっかり。もう限界！　出ていこう！

夫：ただ質問しただけなのに、どうしていつもこうヒステリーを起こすんだろう。僕は何も悪いことはしていない。訳がわからない。見たまま「寝ているの？」と質問しただけなのに。

妻は夫の前で携帯や財布を鞄に入れ、コートを羽織り、出ていく支度を始めました。

妻：きっと夫は反省して「僕が悪かった。気が利かなくてごめん。今日は僕が食事を作るよ。出ていかないでくれ」と言うはず。さすがの夫も私に出ていく支度を見せつけられて、黙っているはずがない。

夫：出掛けるのかな？　晩御飯に足りないものでも買いに行くのかな。急いでいるようだから、声をかけるのはやめておこう。

妻は玄関で靴をもぞもぞと履き始めました。しかし、夫は何も言いません。

妻：私に話しかける時間的猶予をつくっているのに……イライラ。

夫：よっぽど急いでいるな。焦って靴がうまく履けないらしい。

夫が居間に戻ったときに、バタンと玄関の扉が閉まる音が背後で聞こえました。

妻はその晩、とうとう帰ってきませんでした。夫は息子たちのためにピザを取り晩御飯を済ませました。

夫：以前もこんなことがあったな。彼女は実家に時々行くからな。あの時は実家でごちそうになって話し込み遅くなって泊まってきたと言っていたっけ。また、実家かな。そのうち帰ってくるだろう。

一方妻は家を出たあと、あてがあるわけでもなく、悶々とした気持ちでただ道を歩いていました。

妻：とうとうあの人は私のあとを追ってこなかった。このお試しが成功したら戻って頑張ろうと思っていたのに。なんて察しの悪い人なんだろう。私なんてどうなってもいいんだわ。あー、そういえばあの時も同じだった。

妻は長男のお産の時のことをまざまざと思い出したのでした。

妻：初産で長男を産むときだって、破水して不安だから一緒にいてとお願いしたのに、海外出張で帰ってこなかった。あの人が帰ってきたときは、もう長男が生まれて2日も経っていた。病院で長男を見たあの人は私に「ごめん、帰れなくて、心配したよ。でも、よく頑張ったね。無事、産んでくれてありがとう！」と言うかと思えば、そんな言葉はなく、「男の子だね」と一言。男の子なんて見ればわかる。いつも彼は見ればわかることしか言わない。ほかに言葉はないのかと思ったけれど、それっきりだった。そこで私は急に涙がこぼれだし号泣してしまった。そうしたらあの人は私に「名前、どうしよう」とまた一言。私がどんなに不安で実家の母親に一人で連絡をし、お産の準備を大急ぎでして、病院に来たか、何もわかってない。そのくらい察してほしかったのに。

その時の夫：僕に会えてうれし泣きをしている。ちょっと照れるな。彼女は帰ってきてと言ってたけれど、海外出張で帰れるわけがなかったし、このことについては妻も了解済みのはず。

妻はあてもなく歩いていましたが、お産のことを思い出したのをきっかけに、駅に向かう道を猛然と歩き始めました。駅前には大勢の人がいました。妻は人混みにもまれるように駅の改札口を通っていきました。

妻がその日行きついたところは隣の駅のビジネスホテルでした。妻は夫からの電話を密かに待っていましたが、着信は24時になってもありませんでした。妻は死にたい気持ちでした。

妻：これが希《き》死《し》念慮《ねんりょ》だわ。私って、なんでいつも悲劇になるんだろう。夫は私を大切に思ってくれない。私なんて生きる価値がないんだわ。

その夜、妻は「本気で死のうと思う気持ち」も最初はありましたが、自分の「悲劇」に圧倒され、泣きながら深夜にもかかわらず実家の母親に電話をかけてしまいました。心配した実家の母親はホテルまで夜中にタクシーで乗りつけ、結局、妻を実家に連れて行きました。

妻は、実家で両親に夫の不甲斐なさを訴え、離婚を考えていることを告げました。両親は、「夫は気の利かないタイプだが、悪い人ではない。何も離婚しなくても」と妻を諭しましたが、妻は納得しませんでした。

妻：結局、両親も私のことなんかわかってくれない。つらいのに「大変だね、頑張っているね、かわいそう」とどうして言ってくれないのかしら。小さい時から私は親に認めてもらったことなんか、そういえば一度もなかった。こんなに頑張っているのに。いつもやっぱり私は誰からも大切にされていない。両親にも見捨てられるなんて!!　やっぱり自殺……いや、そうではなく……離婚?　彼が察しの悪いこと、私を大事にしてくれないことをしゃべっているとき、両親からか自分からかよく覚えていないけれど、離婚という言葉が出ていた。これはきっと私の本心に違いないわ。今まで私が抑圧していた気持ちなのよ。そうよ、自殺じゃない。私には自尊心がある。自分を大切にする。何も罪のない私が死ぬことなんてないのよ。前向きな選択として、彼から今まで心が傷ついた慰謝料をもらって前に進むのよ。私の選択は正しいわ。

妻はこの時、混乱していて「離婚」という言葉を出したのが、自分からなのか両親からなのかよくわからなくなっていました。
翌日、家に帰ると月曜日にもかかわらず、次男が家にいました。次男は母親が帰ってこないので心配で一睡もできず、学校に行く気力がなくなったようでした。その次男を見て妻は「ごめんね、ごめんね！」と思わず駆け寄り次男を抱きしめました。

妻：私がこの子を不安にさせた。私がいけない。でも、元はといえばあの人がいけない。でも子どもに母親としての責任がある。両親も勧めてくれた離婚だけど（妻は両親が言い出したものとすでに信じきっていました）、今離婚したら、息子たちが不安定になってしまうかも。離婚はしたいけれど、夫がどのくらいの慰謝料を払うかにもよるし……。

取り敢えず離婚は今は諦めて……ガマン！

その夜、帰宅した夫は妻を見ても何も言いません。

夫：やっぱり実家に行っていたという感じだな。実家に行くなら行くとなぜ連絡してこないのか。こっちは次の日の仕事の準備もあったのに、息子たちのご飯も急に用意しなければならなくて大変だった。失礼だな。勝手な行動をして謝罪がない。いつもだ。

妻：なんて人なの⁉「心配したよ」とか「大丈夫？」とか、「どうしてたの？」とかどうして聞かないのかしら？　私のことなんて、やっぱり大事にしていないんだわ！

そこで、妻は話があると夫に切り出しました。

妻は今まで自分がどんな気持ちだったかを、できるだけ冷静に話しました。とにかく要点は夫が自分を大切に思ってくれているのかどうか、今後は自分に協力して家事などをしてくれるのかなどであり、それらを確かめました。すると夫は「大切に思っているよ。家事は手伝うよ」と簡単にそっけなく答え、すぐに自室に行ってしまいました。

夫：妻の話はいつも長い。早く切り上げよう。明日のこともあるし。

妻：基本的にわかってない。私がどんな思いか、それに対する謝罪が欲しかったのに。あんなに簡単に片づけられるなんて、馬鹿にしている。

「待って」と妻は夫を追いかけ、今までのつらい思いをしたことについて、謝ってほしいことを言いました。夫はきょとんとした顔で「よくわかんないけど謝ればいいの？　だったら謝る。ごめん」と言いました。

妻：この人、だめなんだわ。わからないなんて、あり得ない。やっぱり、将来的には、離婚……。

夫：実家に行って何か言われたに違いない。妻はこんな形で出て行って、実家から帰ってくると、必ず自分を責める。妻の両親が自分の悪口を言っている証拠だ。妻の両親は苦手だ。いつも自分のことを悪く言っている。妻は結婚当初、両親の悪口をさんざん言ってたっけ。両親は私のことを理解していない、認めていないと。妻が不安定なのは全部小さいころの親子関係が悪かったからだと、妻自身、いつも言っている。だから自分はできるだけ妻を認めようとしてきたつもりだけれど、今までうまくいかなかった。よし、今回は頑張るぞ。

次の日、夫は有給休暇を取ったと言い、妻をドライブに誘いました。

妻：ケロッとした顔して、反省もしないでドライブなんて、いつものごまかしだわ。ドライブだって夫がしたいだけじゃない。車オタクなんだから。

と思いながらも妻はしぶしぶ車の助手席に座りました。

久しぶりの夫婦二人だけのドライブでした。海の上の橋に差し掛かったとき、オレンジ色の夕日に染まった海はこの世のものとは思えないくらいの美しさで光り輝いていました。さすがに妻も、この数日間の出来事を忘れ、思わずわーっと歓声をあげました。夫もオレンジ色の強い光に目を奪われ、危うく前方の車に追突しそうになってしまいました。

妻：なんて美しいんだろう。思い出すわ。結婚前、ドライブしているとき、あの日もちょうどこんな夕日だった。あれからいろいろつらいことがあったけれど……、でもこの人とこれからうまくやっていけるかもしれない。この人に寛大になってもう一度やってみよう。

夫：夕日がこんなに赤く見えるのは、波長の長い赤い光は、波長の短い青い光よりも空気のなかで拡散しにくいから……なるほどね。それにしても、前の車とぶつからなくて本当に良かった。

夫が妻を見ると、妻もちょうど夫のほうを向いてほほえんでいました。

妻：私たちこの美しい夕日を見て二人とも昔を思い出していたんだわ。同じ気持ちなんだわ。私たち、きっとうまくいく。

夫：事故にならなくて本当に良かった。妻も珍しく笑っている。ぶつからなくて良かったと思っているな。

ケースを整理すると

このケースを振り返ると、妻と夫の気持ちの食い違いが明らかです。このように齟齬が生じ、そのままにしておくと、それがまた火種となって、恐ろしいことになっていくのです。二人の関係に修復し難い大きなひびが入ります。

夫が他者の気持ちに鈍感なところがあることは否めません。夫は自閉スペクトラム症と診断されました。自閉症スペクトラムタイプの場合、そもそも人に興味関心が薄く、そのために、他者が何をどう感じ、何を思っているかなどの共感性は低いかほとんどありません。鈍感なのは当然なのです。しかし、その鈍感さに妻は我慢ならないものを感じています。そして鈍感なのは夫に非があると思っているのです。でもこれはもともとの傾向で努力でどうにかなるものではないのです。夫に非はありません。

ここで重要な妻の思い違いがあります。「すべての人は相手に思いやりや愛情があれば、相手の気持ちがわかり、それに合った行動をするものだ」。だから「お門違いな行動をするのは、すなわち、相手に愛情がなく大切にしようという気持ちがないからだ」。これが妻の言い分ですが、これは妻自身が普段そうであるからにほかなりません。愛があってもそれができない人は実際たくさんいるのですが……。妻も自分がそうならば他者もそうだと思っている自分中心の考え方をしているようですが、これは自閉症とは別の、どちらかといえば未熟な性格によるものといえます。

妻は常に周囲の他者の気持ちにアンテナを張り巡らせています。失礼がないように細心の注意をはらい、日々、努力しているのです。そのため妻にとっては、それをしていない夫は「努力をしていないか、自分に愛情がないか」のどちらかという結論になります。しかし、やはり後者とは思いたくない気持ちがあるため「夫は努力が足りない、だから悪い」となるのです。妻は夫に「私のことを大事にしていない」と連発していますが、「愛情があるんだから大事にしろ」と非難しているのです。

また、混乱すると妻はやや自分のストーリーに合わせて勘違いする傾向があるようです。「離婚」のことは両親から言い出したことではないのですが、自分で責任を負いたくないという気持ちがどこかにあったからかもしれません。妻は何かにつけ、ひょっとしたら他人から言われた、他人に勧められたと、自らが決断するのをなんとなく避け、責任を負わないようにしてきたことがほかにもあったかもしれません。このようなタイプの人は、自分が傷つくのが怖いのです。あるいは、今まで比較的親が厳しく、その厳しい親の言いつけを一生懸命聞いてきた良い子ちゃんだったかもしれません。

このケースで夫は、妻の実家が自分をよく思っていないと感じています。そのため、今後以下のようなことが起きる可能性があります。

「ねー、あなた、今度の日曜日、実家で手巻き寿司パーティーをするからいらっしゃいと母が言っているの。行きましょう」と妻。「行かない」と夫。「どうして、せっかく言ってくれるのに行かないの？　失礼じゃない」と妻。

最後に同じ夕日を見て、こんなに二人の思っていることが違うことに、二人とも気づいていません。妻は情緒的だから「科学的な発想」はあまり出てきません。一方夫のほうは自閉症スペクトラムタイプですから、「情緒的なイメージ」がわいてきません。この点について夫婦はともに認識し、常に忘れないことが重要なのです。

平和共存のために　妻と同じような思いをしているあなたへ

もしあなたが「察してタイプのカサンドラ」だったら

自閉症スペクトラムタイプの場合、そもそも人に興味関心が薄く、興味があまりないこともあり、他者が何をどう感じ、何を思っているかなどの共感性は低いか、ほとんどありません。これは愛情がないこととは無関係です。残念ながら、既述のように、あなたの「察して」というお願いは一生かなえられないのです。

ですから、あなたがしてほしいことははっきり言いましょう。というと簡単ですが、ここで別の問題があります。それはあなた自身が持っている問題です。

あなたはなぜ「察してほしい」のでしょうか。

人は相手に直接「こうしてください」とお願いしたうえでそれをしてもらった時、それほどの価値を感じません。なぜなら、それはこちらが要求したからで、相手が「自発的に」してくれたことではないからです。つまり、相手が最初から自由意思でしてくれたときと比べると、自分の価値が若干下がる感じがしてしまうのです。

「あなたはすばらしい。だから、あなたに頼まれなくても私はあなたにこういうことを是非したい」というのと、「あなたからの依頼があったから仕方なくあなたにこういうことをします」の違いです。

つまり「察して」タイプの人というのは、プライドが高いのではないでしょうか。プライドが高いことは、自尊心、自己愛とも重なる部分がたくさんあります。これは欠点ではありません。下に見られたくない、変な人と思われたくない、悪い評価をもらいたくないと思う気持ちが強いということです。あなたはいつも他人の評価に敏感になっていませんか？　そして何よりも他者に嫌われたくないと思っていませんか？

また、察してタイプの人は同時にどうしても自分の「豊かな」気持ちが先行し、つい、相手の気持ちに思いが行かなくなる傾向があります。これは共感性が低いというより、自分が優先、自分が大事ということで、先ほどの自尊心、自己愛が背景にあるからです。察してタイプの人で他者に見捨てられたくないという気持ちが強い場合、エスカレートすると、相手の気持ちを自分に向けさせるようなドラマティックなアクションをすることもあります。代表的なのは「死にたい！」です。自殺の素振りや脅しで他者の気持ちを揺さぶり、相手が自分を見放さないように相手の気持ちをつなぎとめる、なんてこともあります。こうなるとこれは境界性パーソナリティ障害ですが……。

自閉症スペクトラムタイプの夫とどう付き合うべきか＝夫の取扱説明書

基本姿勢：相手は努力が足りないのではなく、できない。だからあなたがガマンする。ガマンできないならば、自分のストレスコーピング（ストレスをうまく自分で処理する方法）を準備する。それがだめなら距離（離婚も含めて）を取る。

1．察しては無理。あなたの気持ちを説明してください。

自閉症スペクトラムタイプの夫は、あなたが感情的になったりしない限り、あなたのことは嫌いにならないはずです。ですから安心してあなたご自身のことを、夫にプレゼンテーションしてください。プレゼンしないと通じません。

2. なんでもはっきり言いましょう。歯に衣着せぬこと、行間の意はなし。

「私が『眩暈がする』と横になっているときは、ほぼストレスのせいなので、『大丈夫？　何か嫌なことあった？　手伝おうか？　何をすればいい？』と私に聞いてください」

「ごはんの支度は交代にします」（「私がごはん作るの？」はＮＧ）

このように具体的にはっきりと伝えます。

情緒的なあなたの場合、なんとなくほのめかしてお願いしたり、「どう思う？」とやや上から目線の言い方で夫の意見を聞こうとしたりするかもしれません。しかし、そのようなことをすると、かえって夫は困惑してしまいます。

・言外の意を持たせない。　例：「出ていく！」「死なせて!!」禁止
・断定的にものを言う。
・言い切りのかたちにする。
・箇条書きにする。

・一度にたくさんのことを言わない。

3. 夫の特徴を知ろう。

自閉症スペクトラムタイプの人は、視覚情報の入力、聴覚情報の入力、いずれかがたいへん優位で片方はかなり劣る場合があります。あなたの夫はどちらのタイプ？

視覚情報の入力が優れているなら、伝えたいことは書きましょう。

聴覚情報の入力が優れているなら、明確な言葉で言いましょう。

そのほか、
・抽象的なことが理解しにくい。見えることはよくわかる。
・被害的に物事を受け取りやすい。
・決めつけをしがち。
・二者択一思考。
などの傾向もあるようなので、夫に確かめてみましょう。

「あれをちょっとあっちへ動かしておいて」などと頼んだとき、夫があなたの思っているとおりのことをするかどうか、確認しましょう。「あれ」「ちょっと」「あっち」は具体的に示したり、数字で言わないとわからないことが多いといえます。

4．あなた自身の取扱説明書を作り夫に示しましょう。

自閉症スペクトラムタイプの人は、取扱説明書やガイドライン、マニュアルがあればたいていのことはできます。

あなた自身どう扱ってほしいか、接してほしいかの取扱説明書を作るのです。そうすると、夫はほぼそのとおりに行動してくれます。

私はデリケートで傷つきやすいです。だから、以下のように声をかけてください。

「大丈夫？」「頑張ってくれてありがとう」「手伝うよ」「君はすばらしい」「大切な人だよ」「きれいだよ」「君は魅力的だね」「好きだよ」など。

（注意：この時「優しく」「思いやりを持って」「愛情深く」「大切にして」などという抽象的な表現は禁忌です。通じません。）

5．相手が自分の期待どおりにしてくれると思うことは諦めましょう。

相手はあなたとは違う人間です。

一般的に同じ場面でも人はかなり感じ方、受け取り方が異なるということがわかっています。特に定型発達の人と自閉症スペクトラムタイプの人では、感じ方、考え方に大きな差があります。人は同じ花を見てもいつも同じことを思っているわけではありません。人は自分とは違うのだということ、人それぞれだということを肝に銘じてください。

お互いに考えていること、感じていることが異なるということは悲劇かもしれません。しかし、自分とは異なる他者の感性に触れることは、自分の世界が広がることでもあるのです。

平和共存のために　妻が察してタイプのカサンドラだったあなたへ
カサンドラの取扱説明書

1．感情的（情緒的）なので注意
「もう、私なんかどうなったっていい！」「死にたい！」などと言われたら、「君は大事な人だからそんなこと言わないで！」「つらい思いをさせてごめんなさい」などの声がけをし、（できれば）ハグしよう。

2．字義どおり（言葉どおり）に受け取らない。裏には深い意味がある。確認しよう！
「本当は何を言いたいのかな。僕にはよくわからないので、お願いだからストレートに説明してくれないか。君のお願いを僕はかなえてあげたいといつも思っているので」

3．彼女が部屋や家を出ていったら、追いかけよう。追いかけてほしいから出ていくのです。

4．常に「好きだよ」「守るよ」「大丈夫？」などの声がけをしよう（できれば）。

5. 彼女の誕生日や結婚記念日などは忘れずに、何かプレゼントをしよう。
6. 時々サプライズで彼女の喜ぶ何かをプレゼントしよう。サプライズは効果的。
7. 彼女が重いものを持っているときは、必ず手伝おう。
8. 彼女が家事をしている目の前で、ゲームをしたり、テレビを観たりしないようにしよう。
9. 彼女が横になっているときは、「大丈夫？　心配だ」などの声がけをし、ブランケットなどをかけてあげよう。そして家事を一つだけでよいからしよう。
10. 自分の私物を共有スペースに散らかさないようにしよう。
11. 身だしなみに気をつけよう。常に身辺を清潔に保とう。間違っても、彼女の前でおならをしたり、鼻をほじるなどの行為はしないようにしよう。

勘違い　その1：やられる前にやる　被害妄想の強いMさん

ある精神科のクリニックで「あなたは、自閉スペクトラム症という診断になりますね」

と医師が目の前の患者さんに伝えました。そして「今までご苦労があったでしょう」となおも言葉を続けると、患者さんは「苦労ではなく、私は日々、あの人たちの殺意を感じているんです。やられる前にやらなければいけないんです」と答えました。

患者さん＝Mさん：やっぱり自分の状況をすぐに理解してくれる人はいないな。周りの人に狙われているということをわかってもらいたい。この医者もだめだ。

医師：被害妄想があるな。自閉スペクトラム症の二次障害だな。

40代半ばの男性、Mさんは、ある会社の事務職でした。働きぶりはまじめ一筋、無駄口はいっさいなく、黙々と仕事をするタイプです。しかし、その職場に来てから、まだ1カ月。実はMさんは、転職を何度も繰り返し、今回やっとこの仕事についたばかりでしたが、ある出来事があり、そこを辞めたのでした。

今まで大学を卒業してから、苦労の連続でした。まず就職活動ということをしませんでした。同じ学年の生徒がみんなそれぞれエントリーし、説明会などに参加していても、Mさんはいつものように履修届を提出した授業に出るだけの大学生活を続けていました。なぜなら、就職活動といっても、どこから何をすればよいかまったくわからなかったからです。そんな日々を過ごしている間に、同学年の生徒たちは次々に内定をもらっていました。Mさんはほかの生徒が何をしているか、関心がなかったので、特に焦りもしませんでした。そして卒業してしまいました。

Mさん：大学を卒業した。これで特に問題なし。

家族は母親一人でしたが、母親もそういったことに関心がなく、最近の大学生の就職事情を知らなかったために、何も言いませんでした。

卒業後、家にいるMさんを見てびっくりしたのは、近所に住んでいる叔父さんでした。叔父さんは自分の姉であるMさんの母親が、母一人、子一人であるのを何かにつけ心配し、面倒をみてくれていました。

叔父さんは、昔から変わり者でほとんどしゃべらないMさんのことを気にかけてはいましたが、取り敢えず勉強はできたので、まあなんとかなるだろうとやや楽観的に考えていました。しかし、大学を卒業してから何もしていないMさんを見て、自分の考えの甘さに気づきました。「これはまずい…！」叔父さんの行動は積極的でスピーディーでした。すぐさま、叔父さんは知人のつてで、建材を扱う会社をMさんに紹介しました。Mさんは叔父さんに言われるままに、叔父さんがお膳立てをしたその会社の面接を受けに行きました。誰かにお膳立てしてもらえれば、Mさんは動けるのです。今まで、学校ではいつも「これをしなさい」という指示が教師からきました。指示されたとおりに動くMさんは、だから、問題がなかったというわけです。

Mさん：叔父さんが言うから取り敢えず行ってみよう。面接なんて緊張しない。ただ言われたことに答えればいいだけだ。質問してくれるから楽だな。

面接では、一流大学卒業ということと、Mさんのまじめな雰囲気、物おじせず質問にハキハキ答える姿勢などが評価され、もともとコネで半分決まっていたということもあり、すぐに採用されました。

会社の人：しっかりしている。さすが〇〇大卒だな。答え方もハキハキしていて大丈夫そうだな。いい人を紹介してもらった。

Mさん：来週からこの会社に行くのか。

叔父さんはホッとし「本当に良かった」と胸をなでおろしていましたが、肝心のMさんと母親はそのような感動もないように見えました。叔父さんはお礼にも来ない親子に対して、「いつものことだな」と思っていましたが、さすがにあまり良い気持ちはしませんでした。

叔父さん：こんなに面倒をみたのに何も言ってこないのはやっぱり失礼だな。あの姉だから仕方がないか。

・Mさんの母親

叔父さんの姉のMさんの母親は、小さいころから今のMさんとそっくりでした。というよりMさんが母親そっくりということでした。大人しく、言われたことだけをきちんとやり、友達と遊ぶことはまったくなく、いつも家で一人、本を読んでいました。おしゃべりはほとんどしないのですが、話すときは弟の叔父さんにも小学生の頃から敬語を使っていました。

叔父さん：お姉ちゃんは勉強もできるし、言葉遣いもきちんとしているし、さすがだな。

叔父さんは敬語を使う姉に対して、最初は何もわからなかったのでただ尊敬していましたが、姉が5年生のある日、学校で姉が同級生の女の子たちに囲まれて何やら揉めているのを目撃しました。どうも、姉が同級生のある女の子の漢字テストの点数が低かったのを知り、その女の子に「○○さんは頭が悪いんですね」と直接言ったことで、騒ぎになっているのだということがなんとなくわかりました。

一人の女の子は泣いていました。ほかの女の子が「かわいそうでしょ、謝って！」と姉に言っています。しかし、姉は黙って立っているだけで何も言いません。ほかの女の子たちが泣いている子を慰めていると、突然姉が「本当のことを言っただけなのに、なんで謝んなきゃいけないんですか？」と言ったのです。

叔父さん：あっ、お姉ちゃんだ。なんか揉めている。あれー、どうしてあんなこと言うんだろう。相手の子が気を悪くするの、当たり前なのに。それに、あの言葉遣い。家だけじゃなかったんだ。友達にもあんな言い方をしてる。どうして⁉　お姉ちゃん、どうかしちゃったのかな⁉

叔父さんはその言葉の内容と言葉遣いにびっくりしました。同級生に丁寧語を使っているのは不自然で、かつ、いくら本当のこととはいえ、相手が傷つくことは言わないのが当たり前なのに、それを言う姉はいったいどうしたのか、そのくらいは当時小学校3年生の叔父さんにもわかりました。

叔父さんはそれ以来、姉を観察するようになりました。すると「姉はおかしい!!」ということが、少しずつわかってきたのです。姉はいつも一人でした。人付き合いができない人でやむなく一人でいるということもありますが、姉の場合そうではなく、好き好んで一人でいるように見えたのでした。なぜなら、一人ぼっちを苦にしている様子がまったく見られなかったからです。また、相手の気持ちがどうもわからないらしい、ということも明らかでした。

叔父さん：お姉ちゃんは一人でもさみしくないらしい。よく平気だな。それから、変なこと、いっぱい言っているな。友達の気持ちなんかおかまいなしだ。

母（姉）：どうして私が真実を言っているのに、変なことになるんだろう。一人が一番。

友達なんていらない。

姉はその後、半年ほど会社勤めをしたあと、お見合いをして結婚しました。しかし、結婚生活は長続きしませんでした。Mさんが生まれてすぐに、姉の夫は家に帰ってこなくなったのです。それから数年経って、見るに見かねた両親が姉を実家に呼び戻し、離婚させたのでした。どうも姉の夫には愛人がいたらしいということが、あとでわかりました。叔父さんは姉が不憫と思う反面、「愛人がいて当然」とも思っていました。

叔父さん：あんなお姉ちゃんじゃ、一緒にいたくないだろうな。家に帰りたくなくなる。ほかに好きな人ができて当たり前だ。

・母親そっくりのMさん

Mさんも母親同様で、学校では大人しいほうというと聞こえは良いのですが、いてもいなくてもわからない、存在感のないタイプでした。友達と呼べる人は今まで一人もできず、いつも一人でした。学校に行って一度も口をきかない日もたくさんありました。お弁当はいつも一人で食べていました。修学旅行の時はとうとう誰も一緒に回ってくれなかったので、担任の先生と二人で行動しました。

Mさん：ほかの人に興味ないし、どうやって話したらいいかもわからないし、話したくないし、一人でいればいやなことが起こらないから、これでいいや。今まで、ほかの子と関わるといやなことがいっぱいあった。だからもういい。

小学校の低学年の頃には、騒ぎになるような不快なことがたくさんありました。持ち物を隠されたり、「ハニワ」（顔の表情が変わらないため）などという不名誉なあだ名で呼ばれたり、小突かれたりしていました。「やめてください!!」と言うと、みんなが一斉に笑いました。

Mさん：僕が言っただけでなぜ笑うんだ。僕をバカにしている。

みんな：「やめてください」だって。なんでそんな言葉を使うんだ。気取っている。変な奴だ。

なぜ彼らが笑うのかMさんにはわかりませんでした。誰かがMさんの口真似をして授業中に「やめてください！」と言うと、クラス中が盛り上がって笑いましたが、先生とMさんだけが何のことかわからずきょとんとしていました。

上級生になると、Mさんが勉強ができる、ということがみんなにもわかり、次第にあからさまな嫌がらせは目立たなくなりました。しかし、陰では相変わらず「きもい」などと言われていました。

みんな：あいつ、結構できるんだな。ちょっと尊敬。でもやっぱり変だ。付き合えないな。

中学校では優等生の孤高の人という立ち位置を獲得し、かなり快適な3年間を過ごすことができ、高校は地域の進学校に進学しました。そこでも成績は上位を保ちましたが、孤高の人では通らず、「ボッチの変わり者、でも（勉強が）できる人」ということになりました。

Mさん：勉強ができるから、みんな僕のことを尊敬している。だから近寄ってこないんだ。

Mさんの高校では、イベントごとにクラスで大きな盛り上がりを見せます。学校の合唱コンクールでクラスが優勝したときのことです。みんなが最高の気分で喜んでいると、そのノリにいっさいついていけなかったMさんは、ついに「うるさい!! 静かにしてくれませんか！」と大声で怒鳴ってしまったのです。その一言は、相当なインパクトがありました。

周囲の子：ドン引き。こんなに感激してみんなで盛り上がっているときに、どうしてあんな水を差すようなことを言うんだろう。ノリがまったく違うな。最悪。

周囲の生徒たちはさすがに進学校ということで賢い子ばかりだったため、リーダー格の生徒が「悪かった！」とすかさずMさんに謝りことなきを得ました。

リーダー格：ここは謝っておいたほうがいい。あの表情は尋常じゃない。怖いな。

しかし、クラス全体が水を打ったように静かになってしまいました。クラスが優勝したのに、喜ばないMさんのほうがおかしいのは当たり前なのですが、Mさんがどういうタイプの人か周囲はよく理解していました。彼らに言わせればMさんは「変人で付き合えなくて、好きになれない」。しかし「俺たちはいじめていない」という姿勢でMさんに臨んでいるのでした。

Mさん：僕は変なことは言ってない。本当にうるさかったから言っただけだ。あいつらいつも僕の悪口を言っている。そして僕をやめさせようと企んでいるんだ、つまり排除しようとしているんだ。今回は謝ってきた。だから許す。もしこの謝りがなかったら、ただじゃおかない。これからもあいつらは邪魔してくるだろう。警戒しよう。

このようなMさんの気持ちは、周囲と裏腹で、日に日に強くなっていきました。ところで、Mさんには聴覚過敏がありましたが、生まれつきでそもそもそんなものだと思っていたので、Mさん自身それには気づいていませんでした。ほかの人にはうるさくない高校生活の日常でしたが、Mさんにとっては苦痛で苦痛でたまりませんでした。Mさんはそのうるささに周囲の悪意を感じていました。クラスの生徒はわざと自分の居心地を悪くするために騒いでいるのだと思っていたのです。

Mさん：僕をいづらくさせるために、あいつらはわざと音を立てている。あいつらは僕の嫌がることを知っているんだ。許せない。

また、たまに挨拶してくるクラスの生徒がいても、自分の状態を探っていると思い、油断大敵と心して、決して答えませんでした。

生徒：M君もクラスメイトだ。挨拶しよう。挨拶したら少しは慣れてくれるかも。

あれ！　返事なしか。やっぱり相当変わっているな。付き合うのはかなり難しそうだ。残念!!

Mさん：僕のことを探っているな。挨拶なんかしてきて、僕の反応を見ているんだ。嫌な感じだ。警戒を怠りなくしなくては。

高校を卒業するころには、Mさんはクラスから完璧に浮いていました。物理的にも半径2メートルくらいにほかの生徒は入らなくなりました。疎外感は感じましたが孤独感はありませんでした。しかし、こうなったことで、ますますMさんは被害的に考えるようになりました。

Mさん：とうとう僕に誰も近寄らなくなってきた。あいつらの作戦もここまできたか。

Mさんは、大学では高校よりマイペースに過ごすことができましたが、困ったのはゼミでした。プレゼンや話し合い、おまけに合宿もあり、Mさんにとってそれは地獄の毎日でした。Mさんはまったく気づいていなかったのですが、実はこのゼミの指導教官と周囲の生徒は、Mさんのタイプを見抜き、Mさんのためにさまざまな工夫をしていました。Mさんが混乱しないように、必ずスケジュールを前もって知らせる、発表の順番も最初にお手本になるような生徒が発表し、そのあと同じように発表できるようMさんの順番をあとにしました。ゼミの係の分担も、一人でできる参考文献係をMさんに頼んでいました。

周囲の生徒、担当教授：Mさんは自閉症の特徴を持っているな。人前で話したり、みんなと和気あいあいしたりができないタイプなんだ。でもこのゼミの仲間だし、Mさんが脱落しないようにみんなで支援しよう。

しかし当のMさんは、周囲の生徒が和やかに話し合ったあとに自分に優しく話しかけることは、陰謀を企んでいる証拠と感じていました。Mさんは、大学は高校より巧妙でたちが悪いと、なおいっそう警戒するようになりました。

Mさん：大学はレベルが高いだけあって生徒も悪知恵が発達しているな。気をつけよう。

このように対人関係のストレスに長年さらされてきたMさんは、すっかりひねくれ者になっており、「社会」はMさんにとっての「敵」になっていました。就職活動のやり方がわからずどうしたらよいかわからないということだけでなく、実は敵が多そうな社会に出るのが怖いという思いもあり、就職活動の波に乗れなかったのでした。

・「みんなが自分を目の敵にしている」

Mさんは叔父さんの紹介で、大学卒業後すぐにある会社に入りましたが、その後、事情がありいくつかの会社を転々とすることになりました。

Mさん：この職場はいくつ目だろう。今まで何回もひどい目にあったな。いつも陰謀の渦に巻き込まれる。どこの会社も自分を監視し、目の敵にし、そして自分を追い出す。防御を怠りなくしてきたつもりなのに。疲れるなー。

仕事をしながらMさんはぼんやり考えていました。その時、「M君、あの請求書に漏れがあったよ。先方が電話で知らせてくれたけれど、前にもあったよな。気をつけてくれないと困る」と、部屋の奥の席から社長の大きな声が聞こえてきました。ここは小さな会社で、社長も社員も同じ部屋に席がありました。またこの社長は、地声がたいへん大きいことで有名でした。

この一言には、①みんながいる前で、②大声で、③注意を受けたこと、という三つの要素が含まれていました。そしてこの三要素は、Mさんをパニックに陥らせるのに十分過ぎました。社長の言葉が終わるや否や、Mさんは「うっ！」とうめいて廊下に飛び出してしまったのです。それを見て心配した先輩がすぐに来てくれましたが、Mさんは先輩が親切で手渡そうとした冷たいお茶を振り払ってしまいました。

Mさん：何が何だかわからない。頭が真っ白だ！　誰かが追いかけてくる。アッ、あの先輩だ。先輩は裏切者だったんだな。今まで、わざと優しくして味方と見せかけ、実は敵だったんだ。これでわかったぞ。自分を狙っている。抵抗しなければ。

先輩：Mさん、やばい！　大丈夫じゃない。なんとか落ちつかせてあげよう。そうだ、このお茶を飲ませてあげよう。

先輩は怒らずに、Mさんを安心させるために、にこっとほほえみかけました。しかし、混乱しているMさんは（混乱していなくても無理だったかもしれませんが）、そのほほえみを正しく理解することができませんでした。

Mさん：自分が叱られたときに笑っている。自分を馬鹿にしている。そして喜んでいる。
社長と結託して自分を辞めさせようとしているんだ。

翌日、みんなの「休むだろう」という予想を裏切る形で、Mさんは元気に出社しました。みんなは動揺し、Mさんにどう接してよいか迷いましたが、何事もなかったかのように振舞うMさんに合わせて、普通に接することにしました。親切な先輩もいつものように「大丈夫かな？」と思いながらも、普通にMさんと会話をしました。

先輩：普通に話ができる。大丈夫みたいだ。ひとまず安心。

Mさん：今日は決行だ。まずは自分にいちばん殺意を向けている裏切者のあの先輩をなんとかしよう。そうでないとやられてしまう。計画は昨晩寝ないで考えた、あの作戦でやるんだ。先輩が駅への帰り道を急いでいるとき、後ろから襲えばやれる。後頭部を殴るんだ、やれる。チャンスだ。

その日はノー残業デーの水曜日で、いつもは残業をしている社員も、17時になり仕事を切り上げました。会社を出て駅に向かう道を社員たちが歩いているとき、「ぎゃー!」という叫び声が聞こえました。みんなが見たのは、コンビニの前で倒れているあの親切な先輩と、その脇で呆然と立ちすくんでいるMさんでした。

Mさん：やった!　僕は実行したんだ。でも、ちょっと失敗。先輩の背が高かったので背中を殴打することになったのは誤算だったな。でもやったぞ!

幸い、先輩に大きなけがはなく、すぐに立ち上がることができましたが、どうしてこのようなことが起きたか、先輩にはわかりませんでした。

親切な先輩は被害届を出さないでくれました。しかし、このまま勤務を続けさせるのはいろいろな意味で危険過ぎるという社長の判断から、Mさんはもちろん解雇されました。

そしてその後、警察ではなく精神科を受診することになりました。パニックを起こしたことも、何か病気が隠れているかもしれないということで、まずは医療機関へ、となったのでした。

医師の前でMさんが語ったことは「会社ぐるみの大陰謀論」でした。

最初に叔父さんのつてで勤めた会社は、今までのなかでいちばん長く勤められたところでしたが、3年目の冬、給湯室で女性社員がお茶を入れているところに出くわしたMさんは、その女性社員が自分の湯飲みだけ別のお盆に置いているのを見て、「毒を入れようとしている」と思い、その場で女性社員を突き倒してしまったのでした。そこで、あえなく退職。

次の会社では、お客さんと揉めました。お客さんと大事な商談の行き違いで、「言った、言わない」の大喧嘩になってしまったのでした。その後、Mさんの聞き漏らしであることがわかり、Mさんはすぐにクビになりました。そのことでは、お客さんが会社に頼まれて嫌がらせを仕組んできたと、今でもMさんは信じています。

その後は契約社員や非正規、期間限定の仕事などを転々とし、今回、久々にやっと正社員として就職できた矢先だったために、Mさんとしても、残念な思いはひとしおでした。しかし、それでもMさんは自分の命を守るために、会社を辞めさせられる覚悟で行動しなければならなかった、と言うのです。これがMさんの主張です。

解雇されてもMさんに反省はありませんでした。今でも自分は正しかった、自分の命を守るにはあれ以外の方法はなかったと信じているのでした。

勘違い　その2：「自分は完璧」と思い込んでいたGさん

Gさんは小学校時代から、目から鼻へ抜けるような秀才でした。しっかり者で先生の覚えもめでたく、そのうえ、とびきりの美少女で目立つ存在でした。中学校でも同様で、生徒会で活躍し、書道や作文では表彰され、輝かしい成績を残しました。もちろん、高校は地域の進学校に進みました。そこでは小学校、中学校ほどではなかったものの、上位の成績を保ち、有名私立大学に合格しました。

成績のほうは、このように問題がなかったのですが、友人関係では学年が上になるに従い、ある変化がありました。だんだん孤立していったのです。仲間外れやいじめにまではいきませんでしたが、お昼、お弁当を一緒に食べる人が見つからない、体育でペアを組むとき一人になりがち、といった感じでした。そのために、Ｇさんは学級委員に立候補したり、合唱祭の指揮者を自ら進んでやったり、生徒会で人一倍活躍したりと、仲間に認めてもらえるよう努力を惜しみませんでした。大学でも同様でしたが、中学校や高校よりはましで、親密ではないもののゼミ友達ができました。

就職はすんなり決まりました。しかし、そのあと、会社では今までＧさんが体験したこともないようなことが待ち受けていたのです。挫折をしたことがなかったために、Ｇさんはいつも自信に溢れ、「私は仕事ができる」という自負がありました。ところが、上司から書類に記載した文言のことで適切ではないと注意され、進捗状況の報告についてもタイミングの悪さを指摘され、お得意さまから「電話対応の態度が失礼だ」とクレームが入ったと言われたのです。

どれもどうしてそのようなことを言われるのか、まったく見当もつきませんでした。そういえば、言葉の使い方については大学である教授から、「Gさんの論文は小説みたいですね」と言われたことがありました。その時も実は何を言われているのかよくわかりませんでしたが、誉め言葉だと思っていました。また母親からは「あなたはいつも、人が忙しくしている時に何か言ってくる」と文句を言われたこともありました。

以前、「Gさんはいつも物怖じせずに思ったことをなんでもはっきり言うんですね」と、ある人から評されたことがありました。Gさんはこれも自分に対する誉め言葉として受け取っていましたが、「ひょっとすると、今回のお客さまからのクレームは、何かそのようなことと関係があるのかもしれない」と思い始めるようになりました。

・だんだんと周囲から敬遠されるように

上司からの注意に加え、同僚たちと最初はお昼に一緒に出掛けたり、退社後、ごはんに行ったり、飲みに行ったりしていたのが、いつからか、お昼も、夜もそのような機会がなくなっていきました。要は誘われなくなったのです。「みんなとだんだん疎遠になる感じ。中学や高校の時と似ている」と気づきましたが、当時もなぜみんなが自分を誘ってくれないのか、皆目見当がつきませんでした。今回もそれは同じ。理由はわかりませんでした。「私は頭が良くて偏差値の高い一流大学を卒業している。おまけに超美人。私の家はどちらかといえば高級住宅街にある持ち家で、父親は一部上場の会社で役職についている」。Gさんは自分の特徴を書き出して、改めて思いました。自分が持っているものはかなり完全に近い、何も問題はないはず。Gさんはこのように、いつも目に見える、あるいは数字などで表せることで自分自身を評価していました。

　今まで、自信家で大きなトラブルがなかったGさんでしたが、さすがに今回は、仕事で上司からいろいろ言われたことで、何をするにも「また何か言われるのでは……」とビクビクするようになりました。

　書類の文言、進捗状況の報告、電話対応だけでなく、仕事すべてに自信が持てず、誰かに確認しようとしても、同僚にはいつどう切り出してよいかわかりません。かといって、社外の友人に悩みを聞いてもらおうとしても、気がつけばそのような友人は一人もおらず、次第に追い詰められていきました。

今までの人生において、Gさんはあまり困った経験がありませんでした。したがって両親をはじめ誰かに相談するということがほとんどなく、こんな時、力になってくれるような人もいなかったのです。

Gさんは眠れない日が続くようになりました。もともと身体は丈夫なほうであまり病気らしい病気もしたことがありませんでしたが、頭が重く、身体はだるく、食欲もなくなりました。朝食を欠かしたことはこれまでなかったのですが、朝、すんなり起きられず、ギリギリになることが多くなったこともあり、朝食を摂らない日が増えていきました。重い身体を引きずり、やっとの思いで出社する毎日。仕事の効率も悪く、入社当時は仕事の内容もやりがいがあるものでしたが、今となっては会社の仕事は拷問のようにつらいものになっていました。

実は、同僚たちは最初Gさんに対して、誰もが「すてきな人」「憧れちゃう」などと思っていました。Gさんが自認するように「すべてを持っている人」とみんなも認めていたのです。ところが、最初の飲み会でのことです。Gさんは、ある同期の女性社員に「ご趣味は何ですか?」と質問をしました。その女性は答えに窮して、「えーと、趣味? 趣味って、あー、あまりないかな、ゲームかな?」と答えました。するとGさんに「日曜日は何をしているんですか?」と続けて質問され、「寝るとか……」と言うとGさんは、「私は日曜日に乗馬をしています。乗馬が趣味なんです」と言ったのです。

この女性社員はその後、「私、なんて言われたかわかります? 乗馬って言われたんですよ!!」と同僚に訴えました。この女性社員は、乗馬などというあまり一般的ではないお金のかかる趣味を持っているとGさんに言われ、自慢されたような馬鹿にされたような気持ちになったのです。

そもそも、お見合いの時のような「ご趣味は?」といった質問をすることが、その場にふさわしかったのか。もちろん、大きな間違いではないかもしれませんが、ズレています。また、乗馬という答えも、自分をひけらかすような印象を相手に与えました。本当に乗馬が趣味でも、普通であれば気を使って言わないのがエチケットです。

また別の日、男性社員たちと昼にごはんに行ったとき、「私とごはんに行ったら、『美女を引き連れて……』なんて言われちゃうかも」と言ったのです。最初、男性社員たちは意味がよくわかりませんでしたが、Gさん自身が美女だと自分で言っているのだなとわかりました。「変なことを言う人だな」と数人が思った出来事でした。

さらに、上司もGさんの不思議さを感じていました。それは、上司がGさんと話すときに気づいたことでしたが、いつもGさんはじーっと上司を見据えてくるのです。はじめは、自分を見つめ誘惑しているのかと思いましたが、よく観察してみると、目が据わっています。見つめるというより、凝視という印象で、あまり良い感じはしません。そこで、「あなたは目が悪いのですか？」と尋ねると、即座にGさんは否定しましたが、相変わらず目は据わったままで凝視はなくなりません。上司は次第にGさんに話すとき、目を合わせられなくなってしまいました。

ある時、海外旅行に行った先輩がお土産に、ウィーンで有名なザッハトルテを買ってきてくれました。みんなは珍しいおいしいものに感激し、おやつに分けて食べることになりましたが、Gさんは「私、いりません」と言ったのです。「身体の具合でも悪いの？　それともダイエット？」と女性社員が言うと、「父親がしょっちゅうヨーロッパに出張に行っていて、食べ飽きているんです」とGさん。しかし顔には「悪気はない」と書いてありました。みんな、その言葉に開いた口が塞がりませんでした。

同僚の男性社員は、最初にGさんに出身校を聞かれ答えたときに、「その学校、いとこが滑り止めで受けたんですすよ。結局、第一志望に受かったので行きませんでしたけれど」と言われたと語っていました。

周囲の社員たちは、それぞれ、Gさんに不思議さと何かイラッとさせられる不快な印象を持つようになりました。そのためみんな、Gさんと距離を取るようになったのです。

・うつを発症したGさん

Gさんにはみんなの気持ちがまったく理解できず、「自分はこれで間違いなし」という強い自信がありました。しかし、Gさんはどうしようもない状態に陥り、精神科を受診しました。「うつ」という診断で病気療養をするために3カ月会社を休むよう言われ、診断書が出ました。

休んでいる間、身体的には次第に元気になりましたが、気分はなかなか晴れませんでした。会社のことを考えると、今までにあった理解不能な、納得いかない出来事が思い出され、どうしても復帰する気持ちになれませんでした。そこで悩んだ挙句、退職することに決めました。

退職したあと、気分は会社から解放されかなり楽になりましたが、振り返ってなぜあんなことになってしまったのかと考えた結果、「私は完璧なはず。だから、問題はない。これはやっかみだわ。みんなは私が完璧だから嫉妬したんだわ」という答えに一度は到達しました。

しかし、精神科で検査を受け、カウンセリングを受けたことで、自分が自閉症スペクトラムだということがわかったのです。言われてみれば、今までのさまざまな出来事とすべて辻褄が合います。

Gさん：私は完璧ではなかった。障害者なんだ。

ショックですぐには受け入れ難いことでしたが、カウンセリングを受けながら、少しずつ、自己理解と受容が進んで行きました。障害といっても、個性や気質みたいなもので長所もある。勉強ができたのも、この自閉症スペクトラムによる、抜群に良い記憶力、一度見たらすべて覚える記憶力のためとわかりました。また、応用力がなく、臨機応変の対応が不得意であることも確認できました。

対人関係では、他者の気持ちがわからない、本音と建て前が分けられない、あまり羞恥心がないこともわかり、これらが、疎外される遠因と理解できました。ちなみに羞恥心のないことが彼女の堂々とした物おじしない自信たっぷりの振る舞いになっていたのでした。

今までの自信はすっかりなくなってしまい、今後どのように生きていったらよいか、まだまったくイメージできませんが、取り敢えずカウンセリングを受けながらやっていこうと思えるようにまでなりました。

勘違い　その3：自分のズレに気がつかないBさん

と呼ばれ、Hさんは見ていた書類から顔をあげました。その声の主はBさんで、その時Bさんの顔はHさんの鼻先まで迫っていました。Hさんは声とともに、Bさんの口の臭いを感じました。Hさんは思わず顔を引きましたが背中がゾワーッとしました。
「あの書類はどこにありますか？」「(なんだ、そんなことだったんだ)」と思いましたが、背中のゾワゾワ感はしばらく消えませんでした。

Hさん：いつも距離、近!!　口も臭う。もっと離れてほしい。普通の距離を取ってほしい。

　Bさんの上司の係長は、Bさんに「新商品のプレゼンの仕方がよくわからないので、レクチャーをしてほしい」とかねてからお願いされていました。やっと仕事の一段落がついたところで、Bさんを呼びました。すると、「何ですか？　何か用ですか？」とパソコンを見たままBさんは答えます。「Bさんがプレゼンの仕方がわからないって言ってたじゃない。だから、今、時間ができたから教えようと思って」と係長は不快な感情を抑えて、しかし、優しく言いました。すると「今、忙しいんであとにしてくれますか？」と、Bさんの答えが返ってきました。

係長：どっちが上司だか、これじゃ、逆じゃないか。自分の分をわきまえているんだろうか。

Bさんの隣の席のSさんは、ある日、出社すると妙な臭いに気づきました。ゆで卵か玉ねぎが腐ったような悪臭でした。Bさんの机を見ると書類がいつものように散らばり、慌てて帰ったような雰囲気でしたが、いつものことなので特段気にしませんでした。

Sさん：Bさんはいつも書類が表層雪崩でこっちにはみ出しているのに、お構いなしだな。おおらかというより、だらしないということか。

Sさんは自分のほうにはみ出している書類を腕でBさんの机のほうに押しやり、スペースを確保しましたが、その時、書類の下に変な液体がついているのを見つけました。茶色い油っぽい液体というか、べとっという感じのものでした。Sさんは思わずゾワッと鳥肌が立ちました。「何だろう。臭いの正体かな?」しかし、その液体に鼻を近づけて臭いを嗅ぐ勇気はSさんにはありませんでした。

身体がこわばって動けなくなっているSさんの背後で、「おはようございます」という大きな声がしました。Bさんでした。びくっとしたSさんは反射的に「おはようございます」と言いましたが、「どうしていつも大声なんだ。こちらの身体に悪い……」と、思わずつぶやいてしまいました。Bさんはいつも大声でしゃべるので、うっとうしかったのです。

Sさん:この声の大きさ、なんとかならないのかな。ショックを受けているときにこの声で言われると、心臓に悪い！

Bさんが自席のほうに来たので、慌ててSさんは避けましたが、Bさんが席に座りカバンを床に置き、机の引き出しを開けたその瞬間、目が釘付けになりました。なんと、その引き出しの中に、お皿に盛られたトンカツとそれに添えられたキャベツがあったのです。

Bさん：朝食を食べてこなかった。引き出しにしまっておいた昨日のトンカツを食べよう。

「この臭いか……！」夏で冷房が夜間は止まっていたために、トンカツは傷んでしまったのでしょう。すると、そのトンカツをBさんが食べようとするのです。思わずSさんは叫んでしまいました。「Bさん、やめたほうがいいです!!」。そのSさんの声に、Bさんは耳を塞ぎ、「怒鳴らないでくれ！」とうずくまってしまいました。Sさんは「スミマセン」と言いましたが、「なんで自分が謝らなければいけないのか」と釈然としないものを感じていました。

Sさん：まさか食べようとするとは。非常識だ。食中毒になる。止めなければ。

Bさん：なんで怒鳴られなければいけないんだ。

Sさん：止めてあげたのに……。Bさんは自分が止めた意味がわかっているんだろうか。
反射的にこちらは謝ったけれど、これは何かおかしい。

Sさんは Bさん自身が時々臭うのを感じていました。そしてBさんの肩にはいつもふけがついていて、顔が粉をふいている日もあり、風呂に入っていないばかりか、朝、顔を洗っていないこともあるようだということがわかっていました。

・相手が不快になっていることに、気づけない

Ｂさんが初めてのあるお得意さまを訪問したときのことです。

そのお得意さまは先ごろ、その業界の研修会などで講演の講師をするなど、業界で話題の人でした。Ｂさんは上司から「訪問前にはお得意さまの情報を集めるように」と言われていたので、出掛ける前に必ずネットでお得意さまチェックをしていました。そのお得意さまについては、いくつかのサイトに経歴や趣味などの情報も出ていましたので、講演の内容とともに、Ｂさんはそれを読んでメモをしました。

Ｂさん：これで完璧。

そして、いざ、そのお得意さまに会ってみると、思ったよりも気さくで優しそうな感じだったため、Ｂさんは、「読みましたよ、○○さんのご経歴とか講演会のこと」と、挨拶

もそこそこに話し始めてしまいました。「○○大学のご出身で、お子さんが三人で、皆さん今大学生で、お子さん三人なんて大変ですね。皆さん大学に進学できるお金、よくありましたね。あー、社長さんでしたね。それから、ご趣味がゴルフでスコアが80で……」と話し続けます。「君、よく調べたね」「はい。先日、業界誌主催の講演会もありましたね」「やー、恥ずかしいね」「別にいいじゃありませんか。変なこと言ってないんだから」といったやり取りが続きました。

お得意さま：失礼な人だな。人のプライバシーを調べ上げ、それを並べ立てる。それから講演会の内容について「別にいいじゃありませんか。変なこと言ってないんだから」とはどういうことだ。失礼にもほどがある。

その後すぐ、会社に「担当を代えてほしい」と連絡が入りました。そのお得意さまは著しく気分を害したようでした。上司から「いったい何があったのか？」と問われても、Bさんは会話も弾んでいたし、どうして自分が外されたのか、まったく見当がつきませんでした。

Bさん：お得意さまも楽しそうに会話をしていたのにどうしてだろう。自分はきちんと調べたことをちゃんと記憶してお話ししただけなのに……。

そこでBさんはそのお得意さまに、直接電話をかけてしまったのです。「もしもし、先日おうかがいしたBですが、担当を外れてくれと言われたのですが、どうしてですか？」先方はかなり慌てた様子でしたが、「あー、Bさんですね、先日はご苦労さまでした。あなたには別のお得意さまが合っているかと思ってね。では、頑張ってね」とだけ言われ、電話は切られてしまいました。

お得意さま：電話をかけてくるなんて、信じられない。わからない人だな。そつなく対応しよう。

Bさん：お得意さまは怒っていないじゃないか。これは会社の嫌がらせかもしれない。

お得意さまは特に怒っている様子もなく感じも悪くなかったので、これは会社が何か自分に嫌がらせをしているのだと、Bさんは考えました。そこで係長に、「あなたは私の仕事の邪魔をしています。人権問題です」と言ったのです。係長もその言葉を聞いて、「Bさん、あなたは自分のことがわかっているのか！　顔を洗って出直してこい！」と応酬しました。

係長：お得意さまに失礼な態度を取ったのがわかっていないんだろうか。

するとBさんは「わかりました」と言って、洗面所へ行きじゃぶじゃぶと顔を洗い出しました。さすがに言った言葉が悪かったと思った係長は、Bさんを追いかけて洗面所まで行きましたが、そこでのBさんの様子を見て、「何してんだ！」とまた怒鳴ってしまいました。「顔を洗っています」とBさんが答えたため、あっけにとられ係長は部屋に戻りました。

係長：「顔を洗って……」とは言ったが、まさかそれを本気で取るとは、信じられない。

Bさん：言われたことをしただけなのに、どうして怒鳴られなければいけないんだ！

その後、Bさんが自席に戻らないので、心配になりSさんに探してもらいましたが、行方知れず。「まさか……」と思いましたが、係長は何かあったら自分の責任と思い、会社中をくまなく探そうと決心し立ち上がったその時、隣の課の人がBさんを連れてきてくれました。なんでも更衣室で寝ていたとのことでした。

その後、Bさんがこってり絞られたのは言うまでもありません。しかしBさんは、反省するどころか理不尽だとカンカンでした。

・カウンセリングを受ける

Bさんの態度がみんなのストレスの原因になるという報告を受け、課長が直々にBさんと話をすることになりました。Bさんに電話を入れると、「課長さん、どうしました?どうされました?」という返事が返ってきました。この返事を聞いて、「彼にどこから説明すればわかってもらえるのか……。これは重症かもしれない」と課長は頭を抱えてしまいました。

課長：係長の言っていることがわかったぞ。この言い方はムカッとする。

まったくの間違いであれば、それを正すことは簡単です。しかし、微妙なズレ、しかもそれが看過できないことになると、指導が難しくなります。単に礼儀がないとか、他人の気持ちがわからないというのはもちろんですが、それだけではなく、その裏にある人と人との関係性も把握していないようで、当然みんなが知っているはずの常識的なことを、どこからどう説明してよいか、課長も今までの経験がなく、困惑してしまいました。そして彼が単なる礼儀知らずという類のものではないと判断し、社内の健康相談室に相談することにしました。

課長が事情を話すと健康相談室のカウンセラーが、「発達障害の可能性があるかもしれない」と言い、本人と面接をしてくれることになりました。

約束の日、Ｂさんは係長に連れられて健康相談室を訪れました。「こんにちは」Ｂさんは自分の置かれた立場がわかっていないのか、晴れ晴れとした表情でカウンセラーに挨拶をしました。あっけにとられた係長を尻目に、Ｂさんはなおも一人で話を続けました。

「会社の片隅にこんな場所があるのは知りませんでした。いつも、ここで、仕事をしているんですか？　こぢんまりしていて良いですね。聞くところによると、あなたはカウンセラーという人ですね。カウンセラーのおばさんが相談にのってくれるというので来ました。今日はよろしくお願いいたします」　さすがに係長がなおも話を続けようとするＢさんを制して、Ｂさんの最近の問題を説明しようとしましたが、「私は特に困ったこともありません。周りが騒いでいるようでスミマセン。健康ですし、仕事もできます」と言うのです。

係長：「おばさん」なんて言っちゃって、まずい。自分の問題をまったく理解していないな。

カウンセラー：「おばさん」。ショック。私、まだアラサーの独身なんだけど……。

取り敢えず、社内の健康相談室では治療も検査もできないということで、紹介された外部の医療機関に行くことになりましたが、本人に困り感も問題意識もないので、医療機関に行く動機づけが必要でした。「Ｂさんはこの会社にお入りになって、仕事も順調で先日の健康診断でも比較的健康でしたが、この前、Ｂさんが納得できないお得意さまとのご不快な出来事がありましたね」とカウンセラーがそこまで言うと、Ｂさんが急に、「そうなんだ！　あれは納得できない。あー、いやなこと、いやなこと、思い出したくない！」と叫び始めました。

Bさん：あのお得意の件、思い出した。フラッシュバックする!!

カウンセラー：大変。感情のコントロールができないんだ。なんとかこの気分を切り替えさせなくては……。

「ごめんなさい、いやなことを思い出させてしまって。これはBさんにとって大変なストレスですね。この健康相談室ではストレスマネジメントなどもお教えしておりますが、その前にBさんがどのようなタイプの方かわからないと、どの方法をおすすめしてよいかわかりません。医療機関ではそのような検査をしていますので、まず、そちらで検査を受けていただくのが良いと思います」

医療機関でのBさんの診断は「自閉スペクトラム症」でした。ところが、Bさんはそのために周囲が困っているということについては理解せず、社内の人が自分に対して何か変なことを言ってくるのは、自分の顔が悪いからに違いないという結論に達していました。

Bさん：そういえば、小学生の頃、よく「きもい」って言われていた。これだ。これが原因だ。会社の人は大人だから、「顔が気持ち悪い」とかさすがに言えないので、ほかの理由で言ってくるんだ。

少し長い有給休暇のあと、驚くべきことが起こりました。Bさんが全くの別人になって戻って来たのです。顔、特に目がぱっちりした目に変わっていました。Bさんは美容整形をしたのでした。

「イケメンじゃないことで、いやなことを言われた。今日から大丈夫」とBさんが言ったときにみんなは開いた口が塞がりませんでした。

勘違いのケースをまとめて
ケースの三人と同じような思いをしているあなたへ：
自己理解、他者理解の欠如から勘違いが生まれる

すべては勘違いです。対人関係の場面で、社会性の問題やコミュニケーションの苦手さからの行き違い、誤解、齟齬が生まれています。根本的に自分の特性や特徴に対する気づきや理解がないことが、そもそも勘違いを生みます。もし、他者の気持ちに対する理解、共感性があれば、このようなことは起こりません。

例えばあなたは、小学校の頃、持ち物を隠されたりすることがあったかもしれません。なぜあなたは、持ち物を隠されたのでしょうか？

隠した子に、あなたは以前何かしませんでしたか？

「算数の教科書を貸して」と頼まれても、「これは自分の教科書だから貸さない」と言ったりしませんでしたか？

その子は、あなたに断られて悲しかったのです。算数の教科書がなくて、先生にも叱られ、授業の内容もわからなくなってしまった。だからその子は、教科書を貸してくれなかったあなたを恨んだのです。あなたに対して良い感情が持てなくなったのです。だから、嫌がらせをしようと思って、あなたの教科書を隠したのです。あなたが持ち物を隠されたのには、伏線があったのです。お話は、あなたが教科書を隠されたところから始まっているのではありません。

あなたは悪気がなかったと思います。教科書は確かにあなたのものです。あなたの言うことは間違ってはいません。「忘れたんだから、忘れたあの子が悪い。それをごまかそうとするのはずるい。良くないことだ」とあなたは考えたかもしれませんね。それもあながち間違いではありません。でも、ただ貸すことで、困っている人を助けられるなら、貸すのが人の社会です。

・脳のネットワークに特徴がある

「イヤ、私には理解できない」、そうあなたは言うかもしれませんね。

どうしてあなたにはそれが理解できないのでしょう。これはあなたがもともと持っている脳の神経ネットワークに特徴があるからです。

あなたは他人に興味関心を持っていますか？　あまり持っていませんよね。これは悪いことでも良いことでもありません。でも、他者に興味がない人はたいてい、共感性が高くありません。相手の気持ちに共感することが苦手、ということです。そのために、対人関係で苦労することが多いのです。ほかの人の気持ちがわからないと、人が何を思っているか、自分のことをどう思っているのか、不安になりますよね。そうするとだんだん他人が怖くなり、やがては社会が怖くなり、ひきこもりたくなることもあります。よくこのような時に精神科を受診すると、社会不安障害と言われることがありますが、本当の原因はそれではありません。

このようなことが起きるのは、あなたが悪いのではありません。病気でもありません。「そのような脳の特徴を持っている」だけのことです。

一般的に脳は、人を認知したときと、物を認知したときに活性化する領域が異なります。しかしあなたのような人は、人を見ても、活性化する領域が物を見たときに活性化する領域と同じであることがあります。そうすると、人の情緒についての感度は、どうしても低くなってしまいます。

その代わり、あなたは数学的な考え方が得意ということはないでしょうか？　数学的な思考は、常にあいまいさのない、納得のいく根拠を持って、さまざまなことを示してくれます。そういう考え方が好きではないですか？

・自分の特徴を知れば、生きやすくなる

もし、あなたがご自分の特徴について早くからいろいろと知っていれば、今までのような誤解や被害感ははるかに少なかったでしょう。

今からでも遅くありません。ご自分の特徴について理解しませんか？　そして、その特徴が生活上のさまざまな現象にどう影響しているか、からくりを見てみませんか？　それがわかると、今度はどうすればよりよく生きていけるのかという方策が見えてきます。

この作業、「自分の特徴を知って、からくりを見つけ、よりよく生きていける方法を探る」ことは、一人では大変です。一人でやると、間違った結論に至ることもあります。

よくインターネットで、そこに出ているチェックリストなどを使って、あなたは○○、あなたは△△、というのがありますが、あのようなチェックリストはたいへん危険です。きちんとした科学的根拠のもとに作業をしないといけません。そのほうがあなたも好きなはずです。この作業は専門家がお手伝いします。

それから、とても大切なことですが、あなたの周りは敵ばかりではありません。味方、支援者がいます。忘れないでください。目の前にも支援者がいます。

成長し、なんとなくどこかうまくいかない、社会に溶け込めない、自分の居場所が見つからない、他者との一体感がない、などの思いを持っている、いわゆる自閉症スペクトラムのグレーゾーンにいる人々は、自閉症が重い人より苦労することがあります。わけのわからない不快な出来事が過去にいくつもあり、それらについて、どうしても自分の何が問題だったのかわからないために、ずっと悶々としていることも多いのです。

また、幼いころに自閉症がわからず、問題がないと周囲からも思われ、そう育てられてきた場合、成長してから自閉症スペクトラムとわかっても、すんなり受け入れられないでしょう。「自分が自閉症スペクトラムだなんて、あり得ない。うまくいかないのはほかに理由がある」ほとんどの場合、まずそのような否定から入ります。なかなかストンと理解できないです。

ところで、成人の自閉症スペクトラムには、さまざまな段階の方がいます。そしてこれまでに体験したさまざまな不快な事象についても、次のようにとらえ方はさまざまです。

1. 自閉症スペクトラムがあると理解しており、自分自身、受け入れている。そして、どのようにすればよいか、そのストラテジー（方策）もわかっている。

本人の意識

◆まったく自分の特徴に気づいていない。不都合は周囲が悪いから、あるいは自分に理解がないからだと思っている。

◆何かまずいとは感じているが、どこがどうまずいか、それがなぜかはわかっていない。

◆自分がうまくいかないメカニズムはわかるが、発達障害に起因することはわからない。

◆自分の諸特徴は発達障害のものということまではわかるが、どうすればよいかはわからない

☆いずれにしても、本人も苦悩している。

2. 自閉症スペクトラムがあるということは理解しているが、どうすればよいかわからない。

3. 何か問題があるとは気づいているが、自閉症スペクトラムとは思っていない。

4. 自分には何も問題がないと思っている。問題の原因は自分以外にあると思っている。

いずれの段階にあっても、今後のより良い人生のためには、自己理解と周囲の理解、この二つが欠かせません。

周囲の人へ　理解し難い不思議さん、困ったさんとどのように付き合うべきか

あなたの隣にいる理解し難い不思議さん、困ったさんのなかに、いわゆる発達障害の人がたくさんいます。

まず忘れてはいけないことの第一は、同じ場面にいても、見ているところが違い、考えていること、感じていることがあなたと同じではないということです。

二番目に大事なことは、もし身近に理解不能、あるいは不思議さんや困ったさんがいたら、発達障害について是非勉強をしてください。

自閉症については世間では一般的にかなりの誤解があるようです。自閉症というと、暗くてだんまりで、いけてない人というイメージがあるかもしれませんが、華やかできれいで一見社交的、そして何にでも果敢に挑戦する積極的なすばらしい人がまさに自閉症スペクトラムということも少なくありません。イケメンのいかにもスポーツマンのあの人が自閉症スペクトラムということもあるのです。

自閉症スペクトラムの人とのトラブルの主なものは、対人コミュニケーションです。言葉の行き違いがよくありますが、主語を省略しないこと、代名詞（あれ、これ、それなど）の使用は控えること、言外の意のある表現はしないこと、抽象的な表現（ちょっと、適当に、しばらく、かなり、たくさん、できるところまで、優しく、丁寧に、きちんとなど）は避けて、具体的な数字で示すことが大切です。これらの注意事項はほかの章でも触れたとおりです。

また、コミュニケーションツールとして、言語以外のものもあまり使わないほうがよいでしょう。微妙な表情、意味深な顔つきはやめましょう。ほほえみも誤解の元。その意味するものを理解されないことがあります。ボディータッチもしないほうがよいでしょう。手が物理的に接触した場合、支えたのに殴られたと言われることもあります。

それから、彼らに接したとき、精神的につらいものがありストレスフルに感じることがありますが、それを最初から覚悟しておくことも大事です。

なお、「〜してあげよう」「なんとかしてあげよう」と考えるのではなく、取り敢えず、職場の関係なら適度な距離を保ちながら、職務の遂行に支障のないように淡々と接するのがよいでしょう。

自閉症スペクトラムは病気ではないので、治る、治す、治癒するということはありません。

もし、親しくしたいと思う場合は、彼らの興味のあるものを媒介に付き合うことがおすすめです。例えば同じゲーム、同じアニメなど、共通の趣味があると話が弾みます。共通のものがなくても、彼らの得意分野の話を聞いてみましょう。彼らは驚くほどある分野に精通していて、こちらの勉強になることや、面白いことをたくさん教えてくれることがあります。しかし、そこで話が膨らむようにやり取りを期待することはやめましょう。彼らはあなたの考えやアイデアに興味を持たないことがありますので、話はいつも一方通行のようになることも想定しておきましょう。

彼らは時としてお門違いな恨みを抱くことがあります。今まで感じが悪くなかったのに、急に感じが悪くなった時、彼らの気持ちのなかでなんらかの変化があったことが考えられます。それがあなたに対してだけの時は要注意です。あなたの何かが彼らの意に沿わなかった可能性があります。そのような場合は多めに距離を取りビジネスライクに徹することがよいかもしれません。
彼らは悪い人ではないのです。ただ、難しいのです。

中学生からひきこもる、30歳のWさん

現在30歳の男性、Wさんは、今日も暗くした自室で暗澹《あんたん》たる気持ちで目が覚めました。

Wさん：いったい今は何時なんだろう。だるいな。

ふと見ると、扉の下に紙がはさまっており、「食事準備完了」の文字が見えました。Wさんは舌打ちをしながら、ベッドから下り、衣服や雑誌、レジ袋、お菓子の空箱、ごみなどで見えなくなった床を、足でさぐりながら、自室の入り口まで行き、扉を開けました。足元にはラップしてあるお皿ののったトレイがありましたが、それには目もくれず、廊下に出て、トイレに向かいました。家中暗く、静まり返っていました。

Wさん：夜か。こんな生活が何年になるかな。うんざりだ。もうどうでもいい。何も考えたくない。生きていたくない。

早朝、Wさんの部屋で大きな物音がしたので、さすがに胸騒ぎがした両親は飛び起きてWさんの部屋に行きました。部屋の扉はバリケードがしてあるようで開けにくかったのですが、父親が力を込め扉を押し開け、部屋の中に踏み込みました。部屋の中はいろいろなものが散乱し、足の踏み場がありませんでしたが、足元のごみより両親の目に飛び込んできたのは、暗い部屋の中でぼんやり見える宙に浮いた大きな布袋のようなものでした。母親が部屋の電気をつけたその瞬間、その布袋のようなものが両親の目にくっきりはっきり見えました。母親は「ぎゃー」と言って倒れ込んでしまいました。父親は、すぐさま椅子を寄せ、付いていた紐を引きちぎりました。布袋のようなものは床に落ちすさまじい音を立てましたが、同時に人のうめき声のような「ギウー」という声も聞こえました。駆け寄った父親は汚く散らかった部屋から布袋のようなものを廊下に引きずり出しました。そして、母親にすぐに救急車を呼ぶように大声で叫びました。

これがWさんの自殺未遂ストーリーの顛末です。

この事件以来、両親との関係が変わりました。今まで息子をまったく認めなかった父親がWさんにまず謝罪をしたのです。

「今までお前の苦労を理解せず、つらい思いをさせて申し訳なかった」

と言ったのです。

回復したWさんは父親のその時の言葉に対し、

Wさん：今さらなんだ。しらじらしい。

と思いすぐに気持ちが変わることはありませんでしたが、その後の父親の言動が明らかに今までの父親と違い、自分に対して心配している様子がうかがえることから、少しずつ父親に対して安心感が出てきました。しかしまだ信頼感ではなく、もう警戒しなくてもよいという程度のものでした。

Wさん：父親は自分のことを本当に心配してくれているようだ。敵ではないかもしれない。

父親：今まで確かに、息子の気持ちを考えたこともなかった。あんなに暴れて物を壊したり、母親を殴ったりしてとんでもないできそこないと思っていたが、あのような行動の裏には、苦痛があったんだな。思えば、息子が生まれたときはうれしかった。頭も良さそうで期待していた。でも、泣いてうるさいし、騒ぐし、癇癪もひどいし、だんだんいやになった。そのあとはもう息子のことは考えないようにして、仕事に逃げていた。向き合ってこなかった。息子がどういう心理状態か興味がなかったというより、考えたくなかった。息子を見ないようにしてきた。息子はきっと父親に見捨てられたと感じていたんだろうな。悪いことをした。しかし、まだ、気持ちの整理がつかない。自殺未遂はショック。少し時間が必要だ。

しかしここでいちばん混乱したのは実は母親だったのです。母親は二人とはまったく質の違う切迫した焦りを感じ、一人で困惑していました。

母親：あの子がいなくなるところだった。そんなことがあったら絶対に耐えられない。生きていてくれてまずは良かった。でも、今まで子どもに冷たい父親から、私はあの子を身体を張って守ってきたけれど、今、夫は息子に対して、優しくなってしまった。私はどうすればいいんだろう。私の居場所がなくなったような、役目がなくなったような危機感を感じる。父親に認められず、ひきこもっている息子を抱え一生懸命耐えている良い母親という役が私の役だったはずなのに、その状況がまったく変わってしまった。私はこれからどうすればよいのか。私は自分が見えなくなってしまった。

Wさん：そういえばお母さんは何だったんだろう。自分のことを助けてくれようとしていたと思っていたけれど、自分はどうしてお母さんを殴ったんだろう。こんなになってしまった自分が何よりも許せなかったイライラを、お母さんにぶつけていたところは確かにある。お母さんは僕より力が弱いから、何をしても大丈夫だと思っていた。

でもほかに、やり場のない怒りがずっとあるような気がする。この怒りで毎日いらついて、お母さんに当たっていたんだ。なんかよくはわからないけど、お母さんの言動にはすごくイライラさせられた。だから、殴っちゃったんだ。

母親：あの子はとても頭が良かった。小さい時、あの子が大人になって活躍している姿をいつも思い描いていた。ノーベル賞を取るかもしれない。私は本当にそう思っていた。あの頃、私も幸せだった。でも、中学受験に失敗し、学校に行かなくなって、自分の夢が壊れた。その時、あの子が受け入れられなくなった。あの子に夢を壊されたと思った。つらかった。あの子を見るのも嫌になった。そのあと、私はどうしたんだろう。ぽっかり心のなかに穴が開いたようになって、しばらくはあの子に八つ当たりをしていたような気がする。たぶんいらいらして息子にひどいことを言っていたかもしれない。「この恥さらし」「お前なんか生まなきゃよかった」「親不孝者」……。

Wさん：わかった。気がついた。なんかお母さんに裏切られたような気がしていたんだ。

お母さんが許せなかったんだ。お母さんは僕が受験勉強をしていた頃は、車で塾の送り迎えをしてくれ、僕の好物の焼肉をよく食べに連れて行ってくれた。お母さんは確かに僕の中学受験の前、すごい教育ママだったけれど、僕のためなら何でもしてくれた。僕が塾の模試でいい点数を取ったとき、すごくうれしそうだった。僕はあれを見て、僕はこれでいいんだと思っていた。お母さんを幸せにできる自分に誇りがあった。だから、教育ママでもあの時はそれほどいやではなかった。

今は、勉強を厳しくさせられていたことが、結構心の傷になっている気がする。そんないろいろな思いをわかってもらおうと思って話したけれど、お母さんは「ごめんなさい」とは言うものの、そのすぐあとに「でも、あの時はあなたのためにああするのがいちばん良かったと思ったから……」とかなんとか、いつも言い訳をしてきて、ちゃんと反省している感じがまったくないのが僕は許せなかった。

僕が私立中学に落ちて公立の区域の学校に行くようになると、お母さんは今までとは打って変わって冷たくなった。ご飯を作らない日があったり、部活の大会に持っていくお弁当を作っていなかったり、そういえば、大会だってほかの親が来ているのに、うちの両親は一度も見に来なかった。

母親：それからしばらくして、あの子は暴れ出した。そして、私にも手を出すようになった。怖かった。今まで一生懸命育ててきた息子になんでこんなひどい仕打ちを受けなければならないのかと思っていたけれど。でも、よく考えると、あの子が私を恨むようになったのは、ある意味当然かもしれない。今、考えてみると、あの子が小さい時に自分が思い描いていたことは単なる私の夢で、あの子の夢ではなかったのかもしれない。単に私が自分の夢をあの子に押し付けていただけなのかもしれない。

私は今までの生き甲斐を失い、別の何か生き甲斐を探そうとした。そうだ、思い出した。そうこうしているうちに別の生き甲斐が自然に出てきたんだ。それが、あの、「ひきこもりの息子を抱えるつらい母親」というものだったような気がする。あの時、寂しかったけれど、私はその寂しい気持ちのなかで新しい自分の生き方を見つけたと思う。

でも今また、私はあの子にとって、必要のない人間になってしまった。あの時より悲しい。私にはあの子が必要なのに……。これはつまり、私が、子離れができていないということ？

Wさん：僕も私立中学に落ちてつらかったけれど、それよりもお母さんの豹変ぶりがつらかった。お母さんは明らかに僕に冷たくなった。あの頃、学校でも嫌なことがあった。同時進行だった。その二つが重なって、僕は学校に行けなくなったんだ。

小学生のWさんは、勉強が天才的にできるので、教師だけでなく、ほかの子どもからも一目置かれていました。しかし、小学校5年生になったころ、Wさんはなんとなく自分がみんなになじんでいないように感じ始めました。みんなと一緒に笑えない。会話がかみ合わない。みんなと一緒でも、自分が仲間外れにされているような気になるのでした。実はこの感覚を、Wさんは幼稚園の頃から時々うっすら感じていましたが、毎日感じるようになったのは5年生になってからでした。6年生になると、ほかの生徒と自分との間にはっきり距離を感じるようになりました。相変わらず勉強はできたので、学級委員などをやっており、それなりにクラスに居場所はありましたが、この友達関係のもやもやした気持ちのせいで、だんだん勉強に身が入らなくなり、とうとう、絶対受かるはずの私立中学にも落ちてしまったのでした。

公立の中学校入学後は、友達関係のもやもや感はますます強くなり、クラスでは誰とも親しくしゃべることがなくなりました。勉強はできるほうでしたが、以前のような輝いた存在ではありませんでした。そんなWさんを救ったのは、所属していた陸上部でした。ここでは長距離という種目をあてがわれ、顧問の先生も先輩もWさんに丁寧に指導をしてくれました。

クラスの生徒：Wさんてまじめで堅物で冗談が通じないね。一緒にいてつまんない。だいたい正義感が強過ぎ。学校の帰りにコンビニに寄ってエロい雑誌を見ているだけで、それは良くないなんて言ってきて。あり得ないな。

Wさん：なんでみんなは自分が行くと先に帰っちゃうんだろう。班決めの時もなんとなく避けられている感じだし。

ある日、急に雨が降ってきて、Wさんは傘がないので濡れて帰ろうとしていると、後ろから部活の2年生の先輩女子がWさんに声をかけてきました。

「Wさん、傘ないの？　これ貸してあげる。私、友達と一緒に帰るから大丈夫」

と傘を貸してくれたのです。

「ありがとうございます」

Wさんはその先輩の傘のおかげで濡れずに帰れましたが、その日以来、Wさんはその先輩女子を意識するようになりました。その先輩女子は、そのあともWさんにお菓子をくれたり、何かにつけ声をかけてくれたりしました。そのため、Wさんは先輩は自分を好きなんだとだんだん思うようになりました。この先輩は優しくて、どの後輩にも声をかけたり、お菓子をあげたりしていたのですが、Wさんは周囲の状況に疎かったので、自分にだけ特別にしてくれていると、すっかり勘違いをしてしまったのでした。毎日に張り合いができ、Wさんの中学校生活はバラ色になっていきました。

体育祭の時、合唱コンクールの時、部活の試合の時、Wさんはその先輩がどこにいるのかを探し、あからさまにじっと見るようになりました。

クラスの生徒：また、Wが2年のUさんのことを見ているよ。やばいよね。ストーカーだよね。

実は、Wさんの行動があまりにもあからさまなので、周囲の生徒たちはみんな気づいていたのでした。

日が短くなりあたりが薄暗くなってきたある日、Wさんは部活の帰りにいつも通る公園のベンチに誰かがいるのに気がつきました。よく見ると、あの先輩が誰か知らない男子と一緒に座っているのです。

Wさん：あれっ！　先輩だ。何してんだろう。あれは誰なんだろう。

そう思って見ていると、二人が身を寄せ合っているのがわかりました。Wさんはあまりのショックに心臓がバクバクし、口の中が乾いていくのがわかりました。

Wさん：先輩はどうしたんだろう。僕のことが好きだったのに。あの誰かわからない男に誘惑されたのか、騙されたのか。そうだ、きっと騙されたんだ。先輩は拒否れなくて、無理やりああされているんだ。

2日後の帰り道、Wさんはまたもやあの公園のベンチに二人がいるのを発見してしまいました。

Wさん：またた。どうしよう。先輩を救わなければ。

しかし、怖くてその日は何もできませんでした。

チャンスはすぐに来ました。翌日、また同じことがあったのです。今日こそはとWさんは勇気を振り絞って行動を起こしました。Wさんは公園の中に走り込み、ベンチの二人の前に立ちました。

「やめてください。U先輩は僕の彼女です！」

U先輩と（実は）その彼氏は目の前に現れたWさんを見てびっくりしてしまいました。そしてU先輩の彼氏はあまりに突然だったので「何言ってんだ！　あっちに行け！」と咄嗟に怒鳴ってしまいました。それを聞いて今度はWさんが反応してしまいました。いきなりU先輩の腕をひっぱってしまったのです。「きゃー！」先輩の大声で我に返ったWさんはその場から一目散に走りだし、やっとの思いで家にたどり着きました。家に着いて、扉を閉めたとき、Wさんはなんとも言えない怒りで持っていた学校の鞄を床にたたきつけてしまいました。

その次の日からWさんは学校に行かなくなりました。

Wさん：U先輩に裏切られた。誰も助けてくれない。僕は一人ボッチ。

Wさんがそんなやるせない気持ちでいるときに、母親はしつこく「どうしたの？　学校どこがいやなの？」「何があったの？」「先生？　クラスの子？　部活？」。母親はWさんの気持ちもわからず、「何があったの？」「勉強はしなさい」「定期テストは絶対に行ってね」などあまりにしつこくうるさく言ってくるので、とうとう、母親が部屋に入ろうとしたときに、Wさんは母親の顔をめがけて教科書を投げてしまいました。すると教科書は母親の顔すれすれを通過し、扉に激突しました。「きゃー」という雄たけびとともに母親は走り去っていきました。

以来、母親が何か言うたびにWさんは「うるせー」「だまれ！」「ばばあ！」と言い、母親を突いたり、ぶったりするようになりました。最初は母親も負けじと、「親に向かって何を言うの？」とか言っていましたが、そのうちに「出来損ない！」「お前なんて生むんじゃなかった」などと言ってくるようになったので、Wさんは手当たり次第にその辺の物を母親に投げつけるようになり、さらに直接手が出るようにもなりました。すると母親はWさんが怖くなり、腫れ物に触るように、言いなりになってしまいました。

ある日、この頃毎日イライラしていたWさんがトイレに行くと、母親とそこで鉢合わせしてしまいました。そしてWさんは思わず手が出て母親の顔を殴ってしまったのです。「助けて!!」という母親の声に、家にいた父親が部屋から飛び出し、Wさんの腕を押さえつけ、ものすごい形相でWさんを睨みました。

Wさん：完璧にこの人たちは僕の敵だ！

この時Wさんはそう確信したのでした。それから、Wさんはトイレとたまに使うシャワー以外、自室にこもるようになりました。学校から担任の先生が家庭訪問に来ましたが、Wさんはいっさい会いませんでした。

Wさんは、スマホを見ているだけの生活が続きました。最初、ゲームもしましたが、どのゲームもじきに飽きてしまいました。もともと、あまりゲームは好きではなかったのです。ある時、ネットで自閉症スペクトラムというのを見つけ、自分はこれに近いかもしれないと思いましたが、現実的にどうすればよいかがまったくわからず、かえって絶望してしまいました。その代わりWさんがはまったのは、自分と同じような人のサイトでした。友人関係がうまくいかない人、彼女に裏切られた人、そして、人生に何の希望もなくなってしまった人、生きたくない人……自殺したい人。

Wさん：どうせ、希望なんてない。生きていてもいいことなんてない。つらいだけだ。

Wさんは自殺未遂のあと、運ばれた救急病院で精神科に回され、そこで、「発達障害・自閉スペクトラム症」との診断を受けました。そして初めて、それがどういうものかというきちんとした説明とこれからどのように生きていけばよいのかの指針を得ることができました。

Wさんは実は、自閉スペクトラム症と言われ、ホッとしたのです。

Wさん：自分を苦しめていたのはこれだったんだな。正体がわかった。もうわけがわからず悶々とする日々とはお別れだ。

ひきこもりの家族の方へ

家の中にひきこもりの家族がいると、最初、親はなんとか元の生活（登校、出勤など）の状態に戻そうと躍起になります。そこで、まず脅す言葉を使うようになります。

「定期テストを受けないと、行ける高校がなくなるわよ」
「そんなことをしていると、将来、職に就けなくてホームレスになるよ」
「お前なんか、ろくな人生を送れないよ」

次に侵襲的（本人の探られたくない領域までズカズカと入る）な言動を取るようになります。部屋に入り私物を見る。ネットの履歴を見る。ノートを見る。携帯をのぞく。郵便物、宅配の荷物を調べたり、開けたりする。根ほり葉ほり聞く。

「今日は英語のテキストのどのページをやったの？」

「ちゃんと覚えたの？」

「何のゲームをしているの？」

「いくら課金したの？」

「誰と話していたの？」

「誰に連絡したかったの？」

「ネットで何を買ったの？」

「ちゃんと食べた？」

「湯舟につかったの？」

「下着は取り換えた？」

「トイレに何回行ったの？」

「便秘してる？」


次に、親の思うように動かない本人に対して、本人の人格を否定する言葉を使います。

「出来損ない」
「ばか」
「生きている資格がない」
「生まなきゃよかった」
「恥さらし」

それから、当人が暴力を振るうようになったり、親に対し恨みつらみを言うようになったりすると、今度は腫れ物に触るように当人を扱うようになります。親に対し文句を言ってきても、いつまでも当人の話に付き合い、言われるがままに高価なものを買ったり、ペットを飼ったり、果ては本人のためにアパートを契約したりします。本人に要求され土下座をすることもあります。そしてこのような日々が何年も続くのです。

一方、ひきこもりの当人は、現実生活への希望を失い、落胆、自信喪失、目標の喪失、動けなさ、うつ気分、身体的なだるさ、それから、外界への怒り、敵意などのための暴力、自傷行為、加えて、家族への侵襲的な言動、あるいは脅し文句、拒否などに対しての反応である暴言、暴力などの出現が、ある一定の期間続きます。その後、ご機嫌をうかがうような、一見反省したような態度を取る親に対して、今までの恨みつらみを何度も何度も夜な夜な何時間もしつこくエンドレスに話し続ける期間があります。この期間、当人はどんなに親に謝られてもすっきりすることはほとんどありません。それは親のほうから自主的に謝ってきたのではなく、当人からしつこく話をした結果、仕方なく親が謝るというパターンであるためのように思われます。

その後は、マイペースに不健康で気ままな生活をだらだらと送っていく時期などがずっと続いていき、事態が膠着したようになります。ここまでいくと、何も言わなくなった親と相変わらずずひきこもる当人の表面的な一見安定したように見える生活になるのです。もちろんこのようなプロセスを取らない場合も多く見られます。

人間は環境に適応する力を持っています。どんなに大変で不幸な生活でも、続けることである程度の慣れが出てきて、過ごすことができるようになるのです。ひきこもりもそうです。

それが日常になると家族も当人も、そこに不思議なバランスが生まれ、ひきこもりが当たり前の日常になっていきます。そうすると、今度はそこからの変化を阻む力が働き、変化を起こしにくくなるのです。物体が動き出すときの初期摩擦には大きなエネルギーが必要です。それと同じことなのです。とてつもなく大きな力が働かないとなかなか事態は好転しないという側面があることは事実です。

ストレスというのは、良い、悪い、ではなくストレッサー（ストレスの原因）による今までの状態に対する歪み、すなわち変化です。つまり変化そのものがストレスなのです。結婚や出産、イベント、果ては宝くじに当たることなどもストレスになり得ます。変化した状況に適応していくのはしんどいので、変化は好まれないのです。

ひきこもりからの脱却は、大きなエネルギーを持ち動ける人が動くことでのみ可能です。当人か家族か、どちらが動きやすいか。このケースでは当人がこの均衡を自殺未遂というアクションで打破しました。これはもちろん良い方法とは言えません。良くない変化では親の病気、入院、死亡などがあります。ご両親の死後、生活に困り病院を訪ねてきた50歳前の男性もいました。しかし、できればもちろん、もっとましな方法で変化をつくることが望まれます。家族が旅行に行くなどは穏やかな変化になるでしょう。

外部からの圧力や何かで突破口が開かれ、状況が変わることもあります。例えば、震災や戦争などです。あるひきこもりの40代の男性は、震災で強制的に避難させられ、学校の体育館に収容されましたが、物理的にひきこもれなくなり、そこから、周囲のお年寄りの面倒をみるようになって、結果としてひきこもりから脱却しました。

よく、攻撃対象になっている親が本人と別居することがあります。これはある意味必要なことではありますが、当人にとって見捨てられたということにもなりかねません。当人は、保護者を罵倒したり攻撃したりしているのですが、内心は見捨てられることを一番に恐れているのです。

また、当人を一人住まいさせることは、うまくいくときと、結局は一人でのひきこもりを助長するだけのことがあります。一人住まいをしている当人に対して、保護者はともすれば、おせっかいに侵襲的にアプローチしがちになるからです。見えなくて、気になるからこそ、当人の状態を探ってしまうのです。手作りの料理を持っていく。衣替えの衣類を運ぶ。洗濯の御用聞きをする。合鍵で部屋を開け掃除をする。これらは当人を追い詰めるだけです。

当人と心理的、物理的な距離を保ちつつ、見捨てない姿勢が必要です。同居なら、最低限の挨拶、別居なら電話やメールでなく、ポスティングの手紙でもなく、時々短いメッセージカードを郵送するくらいが良いかもしれません。

気をつけることはもう一つ。きょうだいについてです。ひきこもりの当人にきょうだいがいるときは、きょうだい葛藤（きょうだいに対するやきもち）を抱えていることが少なくありません。きょうだいを立てる、誉めるような言動は、当人の前ではできるだけ慎みましょう。きょうだいに重い障害や病気があるときも要注意です。親のエネルギーは自然にそちらに向いており、当人にとって自分は大事にされていないという感覚を持っていることが多いからです。また将来そのきょうだいの面倒を自分が見なければならないという目に見えない呪縛が、当人を余計絶望的にしていることもあります。

親に求められることは、当人に対して、無条件に存在を認めている、何があっても見捨てない、支援するというメッセージです。ひきこもっている当人に聞えよがしに、「あの

自閉症スペクトラム

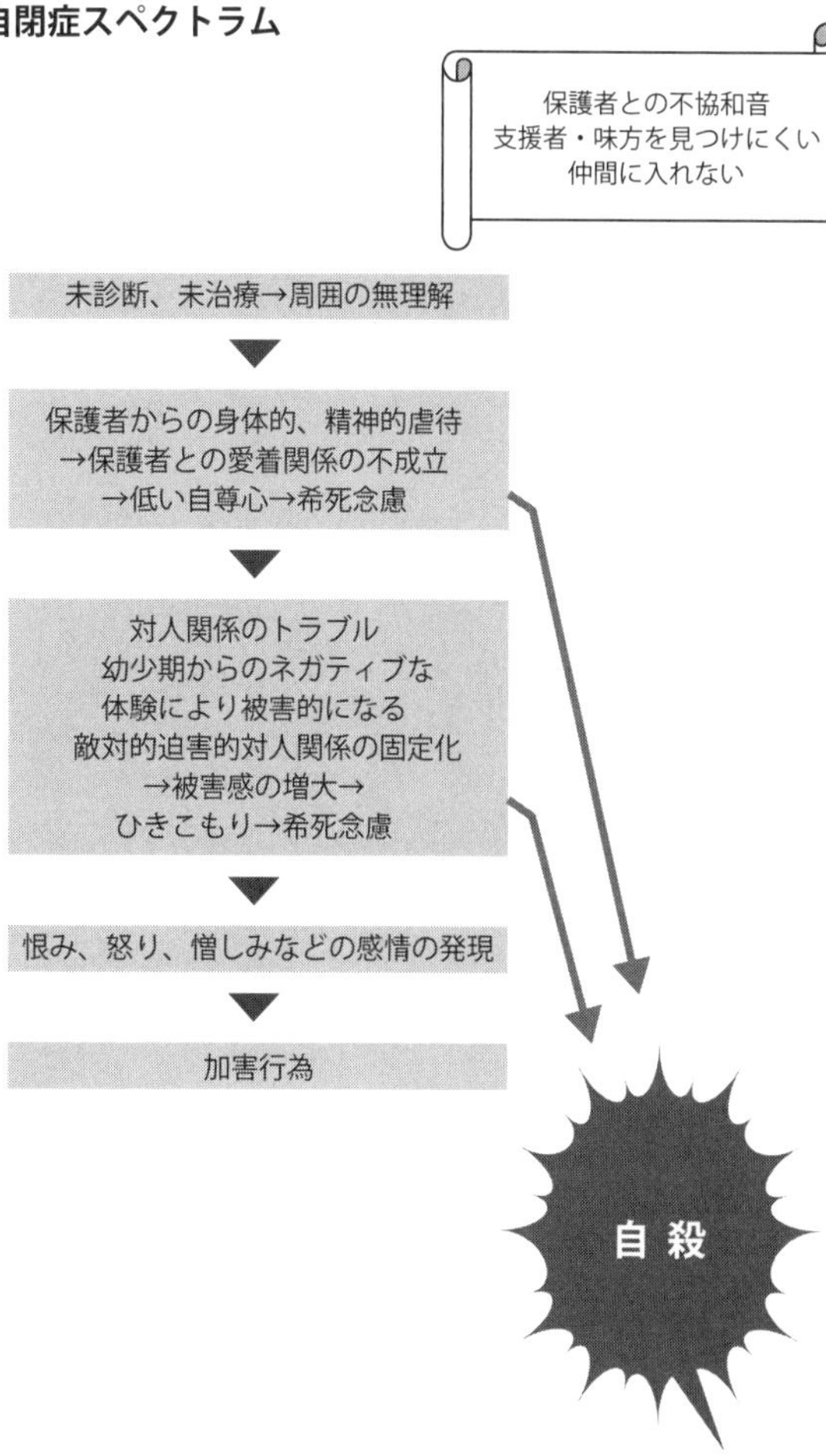
保護者との不協和音
支援者・味方を見つけにくい
仲間に入れない
未診断、未治療→周囲の無理解
保護者からの身体的、精神的虐待
→保護者との愛着関係の不成立
→低い自尊心→希死念慮
対人関係のトラブル
幼少期からのネガティブな
体験により被害的になる
敵対的迫害的対人関係の固定化
→被害感の増大→
ひきこもり→希死念慮
恨み、怒り、憎しみなどの感情の発現
加害行為
自殺

子の健康が心配だな」「(子どもの名)には良いところがあってもったいない」「何があっても私たちはあの子を助けよう」などの言葉を発してもよいでしょう。

また、今までのことを振り返り、やはり親として至らなかった、悪かったと思ったら、直ちに親のほうから当人に潔く謝罪することが必要です。当人に頼まれて謝るのは、当人にとって謝罪がないことと同じなのです。

当人：頼んだから、親は謝っている、本当は謝る気なんてないんだ。自分が言わなかったら、永遠に謝ってこないさ。

また、よく見られることですが、親は謝ったあとに「でもあの時は……」と言い訳を続けてしまいます。これは謝罪を台無しにするばかりか、当人の怒りを倍増してしまうでしょう。

ところで、自傷他害が激しいときは、医療機関の介入ができるように手配しましょう。23条通報*も時には必要です。23条通報のときは110番です。措置入院や医療保護入院で精神科に入院後、家族が恨まれることもありますので、退院後の家族との調整は必須ですが、現状の打開のきっかけにはなります。当人の恨みを買わないようにするにはどうしたらよいか。それは既述のように、当人を認める言葉、当人を支援する言葉を普段からたくさん言っておくことになります。

いずれにしても、ひきこもりの場合、家族は絶対に一人で抱え込まないことが重要です。まず、家族が救済されること。そこから、支援者とともに突破口を見つけるのです。

＊精神保健及び精神障害者福祉に関する法律 第23条：警察官は、職務を執行するに当たり、異常な挙動その他周囲の事情から判断して、精神障害のために自身を傷つけ又は他人に害を及ぼすおそれがあると認められる者を発見したときは、直ちに、その旨を、最寄の保健所長を経て都道府県知事に通報しなければならない。

基本的に発達障害がある場合、二次障害として、他者に会いたくない、他者が怖いという社会不安障害様状態やうつ状態が出現し、しばしばみられる状態として、被害妄想、関係妄想も多くにみられ統合失調症様の状態を呈することがあります。そうなると、二次障害として観察できる病態で判断されることが多くなりますが、根っこにある発達障害を見落とさないことが重要です。

発達障害があるかどうかは実は簡単にわかります。幼少期、どんなお子さんだったかみればよいのです。集団になじめない、一人遊び、マニアック、極端にマイペース、こだわりが強いなどがあれば、発達障害を疑います。

発達障害が疑われたら、家族は発達障害について正しい認識をしてください。発達障害を知ることにより、当人の行動の謎を読むことができ、適切な対応がわかることがあります。

お門違いな対応をして、当人を追い詰めないことが大事なのです。

発達障害＋愛着障害*のYさん

＊愛着とは養育者の大人と子どもの間に形成される緊密な情緒的結びつきであるが、その結びつ

きがうまく形成されないのが愛着障害である。

子どもは養育者に物理的にしがみつき、養育者から安全、安心、食物などが安定的に供給され、お互いの情緒的結びつきが形成される。養育者からこれらが供給されない最たるものが虐待、ネグレクトなどである。簡単に言うと、愛着障害とは親の愛情不足ということになる。

経理のYさんは、いつもナチュラルオイリーのセミロングの黒髪を、曇った眼鏡のレンズの片方に垂らしていました。そのため、片目だけで仕事をしているように見える30代後半の女性でした。

ある時、あまりにも書類に髪が垂れていたので、先輩の女性が、

先輩：あれではちょっと見苦しいし、書類に髪の油が付きそう。今日は注意しよう。でも傷つけないように言わなければ。Yさん、カタブツの不思議さんだから、まともに取るかもしれないし。

「Yさん、髪の毛、結構長くなったわね。あなた、髪、上げているほうが似合うんじゃない？」
「私、これで十分美人だから大丈夫です」

Yさん：先輩にヘアスタイルのことなんて言われる筋合いはない。大きなお世話。先輩は私が仕事ができるし、上司に評価されているし、美人だから、ひがんでいるんだわ。

先輩：やっぱり、通じない。いつも言葉どおりに取る。それにしても「美人だから……」とは驚き。よく堂々とそんなことが言えるな。だいたい美人じゃないし。あきれた。客観的に自分を見られないんだわ。

Yさんは、このように身だしなみにかなり問題のある人でした。口の周りにさっき食べたお菓子のカスが付いていたり、シャツの胸の部分に歯磨き粉（？）が付いていたり、襟袖が汚れで真っ黒なブラウスを何日も着ていたり、時には、身体から饐《す》えたような臭いがすることもありました。要は見た目が不潔だったのです。そのため、みんなはいつもYさんを遠巻きにしていました。

ある日、誰かがYさんの不在時に、Yさんの椅子を借りようとしました。その時、椅子に何か得体の知れないシミが付いていたので、その人はぎょっとし、以来Yさんをばい菌扱いするようになりました。Yさんに触れないようにしたり、Yさんの触ったところを拭いたりするようになったのです。これは明らかに職場いじめで人権問題ですが、この状況についてある時、Yさんは気づいてしまいました。

「Yさんの机に触っちゃった。やー!!」

「えっ!?　触ったの？　手、洗ってきてよ。その手で私に触らないで！」

Yさんがトイレに行っているときのやり取りでしたが、ちょうどYさんが部屋に戻ったときにそのやり取りが聞こえてしまったのです。

Yさん：これは……！　中学の時と同じ。いじめだ。私はどうしてどこに行ってもいじめ

られるんだろう。悔しい‼

Ｙさんも実は悩んでいたのです。それも長年。多くの人ならこのような場合「悲しい」と思うことが多いのですが、Ｙさんの場合は「悔しい」「許せない」になりがちで、それも彼女の特徴でした。それにしても、自分ばかりがどうしてこんな目にあうのか、どんなに考えてもその答えが見つかりませんでした。

そんな時Ｙさんはいわゆるリストカットというものに出合いました。最初は少し怖かったのですが、２～３回目、あら不思議。痛みとともにスーッと気持ちが軽くなるような快感があったのです。以来、Ｙさんはリストカット、リスカの虜になってしまいました。嫌なことが学校であると、早く家に帰って「切りたい」と思うようになったのです。実はこのように、リスカ（自傷行為）は依存性があり良いこととはいえませんが、一般的に支援者がいないときの嫌なことを乗り越えるための大事な手段なのです。

高校の部活動で演劇部に入ったとき、ある大発見がありました。次の文化祭の出し物で、ＡＩを主人公にした劇をすることになりましたが、その時に顧問の先生から１年生で入ったばかりのYさんが主人公に抜擢されたのでした。Yさんの名前がみんなの前で発表されたときのほかの部員の羨望（?）のまなざしをYさんは今でもはっきりと覚えています。

みんな：Yさん、なるほど、ぴったり。Aーそのものだわ。顔の表情もあんまり変化しないし、目も据わっているし。

Yさん：私のこと、みんながじっと見ている。きっと羨ましいんだわ。
そうだ、私は羨ましがられている。みんなは私にやきもちを焼いているから嫌がらせをしていじめるんだ。

これは今まで謎だったことの大発見でした。
その後、ほかの部員たちが話しているところに自分が近づくと、みんながピタッと話をやめたり、明らかに自分を避けていると感じる場面がこれまで以上に増えたことがYさんにはわかりました。

高校の教室で、放課後掃除当番の生徒が掃除していたときに、Yさんは帰りの支度が終わらず、自分の席で荷物をまとめていました。Yさんは荷物が多く、どうしていつもこんなに大荷物をいくつも学校に持ってくるのか、あのパンパンにふくらんだ荷物にはいったい何が入っているのか、みんなは謎で不思議がっていましたが、当のYさんはなんとも思っていないようでした。掃除当番の生徒はそのYさんをじっと待っていましたが、Yさんは急ぐ様子もなく、あくまで自分のペースで荷物をまとめていました。

「Yさん、まだ？」

「まだ」

掃除当番：いつも遅い。こっちが待っているのにどうして「ごめん、ちょっと待って。今すぐどくから」とか言えないのかしら。

その時、掃除当番の生徒の手元からティッシュペーパーがYさんの足元に落ちてしまいました。Yさんはそれに気づかず、ティッシュペーパーの半分を上履きで踏んでしまいました。掃除当番の生徒は「あっ！　ティッシュ」と言いました。掃除当番の生徒の声でYさんはやっと気づき、自分の足元にティッシュペーパーがあるのがわかりましたが、足は相変わらずティッシュペーパーの上にありました。つまり、足をどけなかったのです。

「それ、私の」と掃除当番の生徒はびっくりして言いました。

「拾わせて」と掃除当番の生徒にそこまで言わせてしまったYさんでしたが、

「はい、わかりました」とそのまま立っていたのでした。

掃除当番の生徒はYさんの足の下から引っ張るようにティッシュペーパーを引き抜くしかありませんでした。

掃除当番：あり得ない。人のティッシュを踏んでおいて。足はどかさないわ、拾ってはくれないわ、最低!!!!

このようなことが頻発していたものですから、部活でも、クラスでも、Yさんは避けられていたのでした。

Ｙさんはそのような自分の行動のためにみんなが自分を避けているとは想像だにしませんでした。Ｙさんは、みんなは自分に嫉妬しているから、自分をいじめていると信じていましたが、それにしてもいつでも、どこでも自分は嫉妬され、つらい思いをするのはなぜだろうと思い、ネットで調べることにしました。するとヒットしたのは二つ。ＡＣ（アダルトチルドレン）とＨＳＰ（ハイリー・センシティブ・パーソン）。

Ｙさん：これはなに？　でも、よく見るとＡＣ、アダルトチルドレンじゃなさそう。こっちだわ。私はＨＳＰ。神経が繊細で過敏で、周囲のストレスに容易に反応してしまう。私はデリケートな人間で傷つきやすい人ということなんだ。対人関係が苦手とも書いてある。だからほかの人にヤキモチを焼かれてしまうような振る舞いをしちゃうんだわ。うまく、人前で取りつくろえないということだわ。

ある日、演劇部の練習中にＹさん扮するＡＩが人間と対立する場面があり、その時の立つ位置のことで、Ｙさんとほかの部員たちが揉めてしまいました。どうしてもＹさんがゆずらないので、部長がＹさんを説得しようとしたその時、Ｙさんが突然腕を突き上げ叫びました。その腕を見た部員はぎょっとしました。なぜなら、その腕には無数の傷が何本もあったからです。

「私はＨＳＰなの」

「なにそれ？」

「私はあなたたちと違って感覚に敏感で繊細で傷つきやすいの」

「だから？　だからなに？　それって頑固とか、自分のことをわかっていないとかと関係あんの⁉　ないよね」

部員：わー、見ちゃった。リスカの痕。やっているんだ。でもどうすればＹさんが納得するかしら。いつも話がズレる。まとまらない。先が思いやられる。揉めるとまた切りそう。

Yさん：わかってくれない。どうせ、あの人たちはレベルが低過ぎて私のことなんかわからない。

Yさんに学生時代の楽しい思い出はありませんでした。幼稚園ではいつも一人で茶色の折り紙で菖蒲を折っているか、塗り絵をしていました。菖蒲を折るときは普通紫などのほんとうの菖蒲に近い色で折ることが普通ですが、なぜか彼女はいつも茶色の折り紙で折っていたのでした。また小学校では女の子とは遊ばず、というか遊べず、男の子と遊んでいました。そして中学校、高校ではいつもだいたい一人でいました。

実はYさん自身は知らなかったのですが、3歳児健診の時に、自閉症のグレーゾーンと言われていたのです。しかし、Yさんの母親はグレーゾーンと言われても、知的レベルには問題がなかったので、あまり心配していませんでした。それ以前に、自閉症スペクトラムというものがピンとこなかったということもありました。

Yさんの母親はそれより、Yさんと過ごす毎日の生活でのトラブルに辟易していました。その苦労の種はまさに自閉症スペクトラムと関係がありましたが、母親にそのような発想

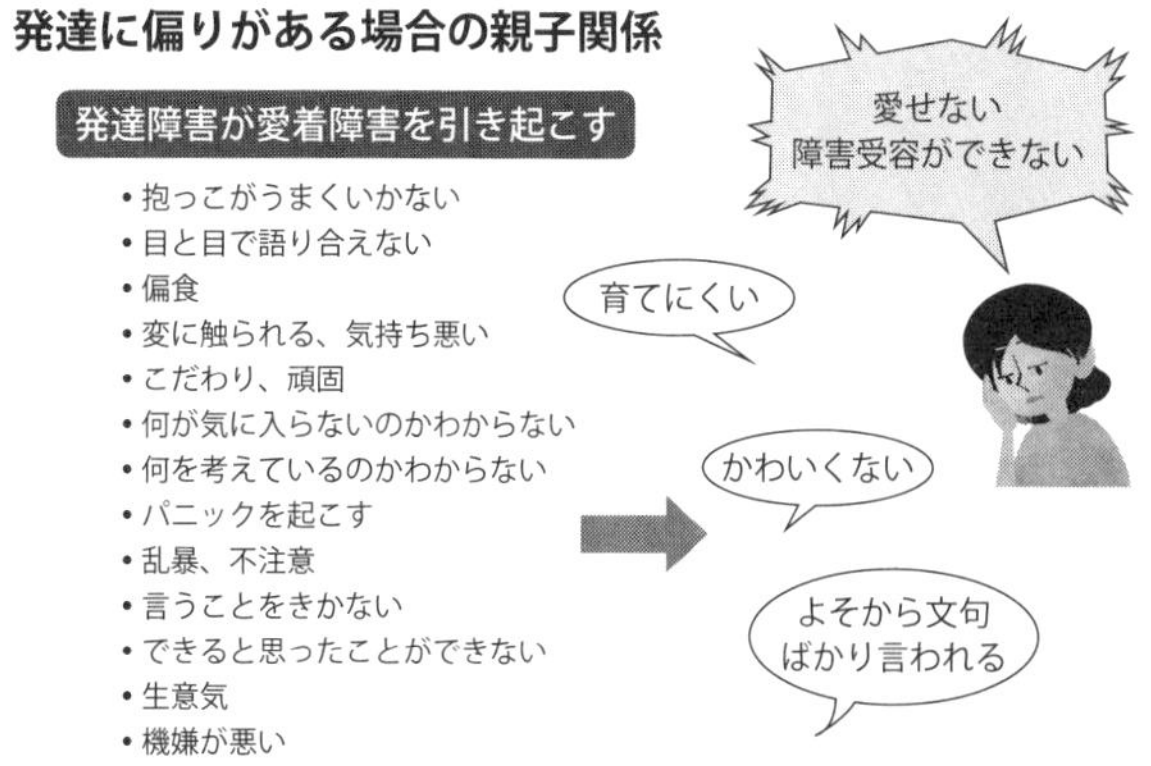

はありませんでした。赤ん坊の時から、何が気に入らないのかわからない機嫌の悪さ、癇癪、それからこだわりが強く頑固で、なかなか次の行動に移れない、お砂遊びを終わりにしない、ご飯の時に椅子に座らない、お着替えをしない。偏食、抱っこしても突っ張ってしまいうまく抱っこできない、笑わないなど。少し成長しても、学校で物をなくす、友達と揉める、嘘をつく、提出物を出さないなど、母親として混乱する毎日がずっと続いていたのです。母親はもうたくさんでした。

母親：どうしてこの子はこんなに育てにくいの!?　もう、見たくない。つらい。これは産んだ私の責任？　私の育て方が悪いの？　私は母親失格？　正直、この子、かわいくない。愛せない。

Yさん：お母さん、なんか私のほうを見てくれない。私のこと、本当はどう思っているんだろう。好きじゃないのかも。もしそうだったら、いやだ！　おかーさん!!　そうだ、お母さんがこっちを見てくれることをしよう。学校でいじめられたって言ったら、心配してくれるかな？　少し嘘をつこうかな？

母親とYさんの間には、赤ちゃんの時からすでに溝ができていたのです。そのために母親はYさんに向き合えませんでした。何かあっても、できるだけかかわりあいになりたくないというのが本音でした。Yさんは母親に片思いだったのです。そんな事情でYさんが困ったときに助けてくれる人、寄り添ってくれる人が、Yさんにはいませんでした。Yさんは小さいころから、一人で嫌なことに対処しなければならなかったのです。

Yさんは一人でいてまったく平気というタイプではありませんでした。ほかの人たちがみんなで楽しそうにおしゃべりしているのを見ると、やはり羨ましいといつも思っていま

周囲へのフォローが必要

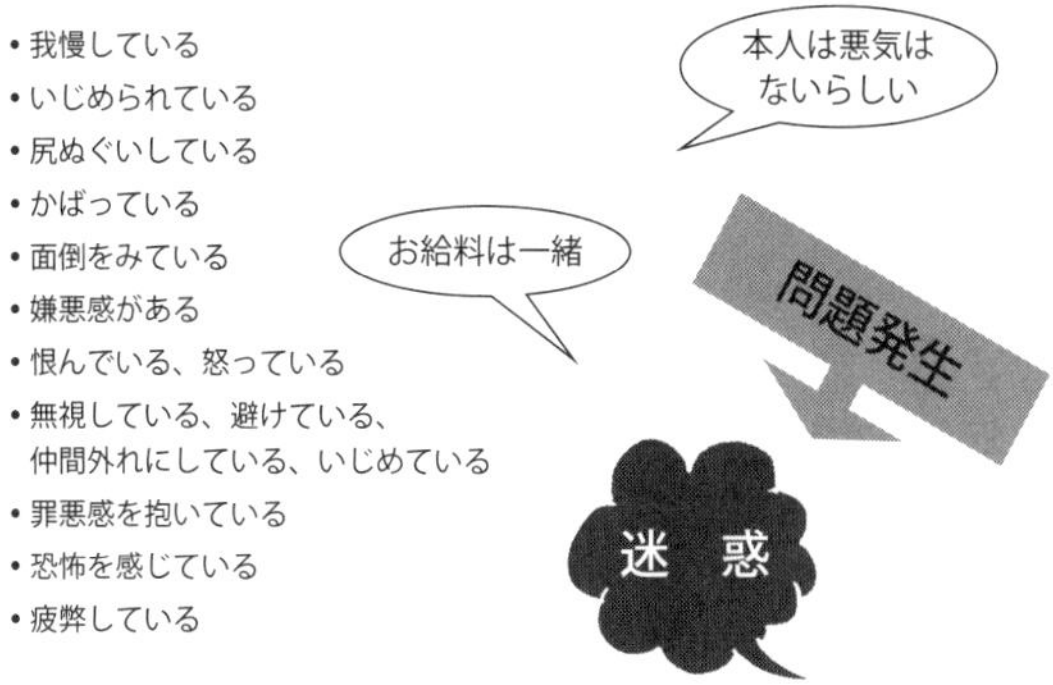

した。しかし、みんなのほうに行くといつも変なことが起き、何か話がこじれたりして、結局、みんなと仲良くということを味わうことができないのでした。Yさんはいつも一人で耐えていたのです。そして、リストカットをすることで乗り切っていたのです。

ところで、会社でのYさんは、他人には厳しく発注書や見積書の数字の間違いを指摘していましたが、自分では結構ミスがありました。数字の間違いだけではなく、請求書を先方に送るのに請求書を封筒に入れ忘れたり、違うお得意さまにメールを送信してしまったり、上司に頼まれた郵便を3日も出し忘れていたり、いつも仕事は遅れ気味で机の上は書類がごちゃごちゃに積まれており、時折、大事な書類が行方不明になるのでした。

しかし、Yさんにはなぜか上司も及び腰でした。実は以前、前の上司がYさんに注意をした際、Yさんは昼休みから部屋に戻らず行方知れずになり、みんなが心配して探したところ、トイレの個室にこもっていたということがあったからです。加えて、上司はYさんのリストカットを知っていました。何か言ってまた面倒なことが起きると厄介だと思い、上司は周囲の社員にYさんの仕事のカバーを密かにさせていたのです。

上司：何か言って、トイレにおこもりならまだしも、飛び降りや首つりでもされたら、あるいは恨まれて刺されたりしたら、大変なことになる。ここは触らぬ神にたたりなしでいこう。でも何を言われるかわからないから、まあ、挨拶はしておこう。

「Yさん、お疲れ様でした。ご苦労様」

みんな：何よ。あの上司、結局、私たちのことは助けてくれないよね。それにしてもYさん、あの人だってちゃんと給料をもらっているのに、ずるい。給料泥棒と一緒だわ。私たちがどれほどYさんの仕事の尻拭いをしているかわかっているのかしら。Yさん、辞めてほしい。

当然ほかの社員たちは大ブーイングで、Yさんに対してみんなはますますネガティブになるのでした。

そんな折、上司が代わりました。新しい上司は以前のことなどまったく知らされていませんでしたので、ごく普通にYさんに接するようになりました。つまり、仕事のミスをバンバン指摘し始めたのです。みんなはこれで通常になったと満足しました。一方Yさんは大変なことになっていました。

Yさん：今まで仕事ができると上司にはご苦労さまとか言われて、評価されていたのに、今度の上司は私をターゲットにしていじめてくる。つまらないことでいちいち文句を言い、私に無理難題をわざとふっかけてくる。

新しい上司：なんだこの人は。こんなにミスの多い人は見たことがない。おまけに身だしなみも良くない。もう少し衛生的にきちんとできないものだろうか。きちんと指導しよう。身だしなみも注意しよう。

「Yさん、お風呂に入っていますか？　時々髪が臭いますが。それからメガネのレンズにこの間ご飯粒が付いていましたが、毎日きれいに磨いてください。襟の黄ばみも目立ちますので、着替えもしてください」などと新しい上司は当然の注意を始めました。

Yさん：これは人権問題だ。録音してやった。今までのこともみんな記録している。これはパワハラだ。労働基準監督署へ通報だ!!

幼少期の親子関係に鍵が

自閉症スペクトラムはそれこそスペクトラムですので、どっぷりその傾向を色濃く持っている人から、よく見るとかすかに「それっぽいかな」くらいの人まで、さまざまな程度の人がいます。また、それぞれ持っている特徴も多岐にわたり人によっていろいろで、同じではありません。

「グレー」といわれる軽微な人の場合、親はまず乳幼児の健診などで、「グレーです」「様子を見ましょう」などと言われるわけですが、その際、「自閉症スペクトラムとはいえないんだわ、良かった」と良いほうに取りたくなるのは自然な親心です。しかしそのために、子どもの持っている傾向のせいで、本人が対人関係や学習面で躓《つまず》きがあり、学校生活で苦労があっても、見過ごしがちになり、その時に支援する機会を逸することになってしまいます。

そうすると本人は一人で悩むことになります。孤立して悩むと、考えはどうしても良くないほうにいくことは否めません。また、当然ながら、親が相談に乗ってくれない、助けてくれない、友達がいないなど、一人で悩んでいる場合、悩みの相談場所はネットになります。ネットの世界では、いったん入るとどんどん極端な方向に行ってしまうということが、２００２年にKrautらが発表した「Rich Get Richer Model」のなかで示されていますが、不幸な場合、そのような人が集まるサイトに行き、極端にネガティブな考えにますます感化され自殺あるいは他害に至ることもあります。

必要なのは、できるだけ早い段階での自己理解と支援です。いちばん最初に必要な自己理解では、自分を客観的に理解すること、そして、「自分はこういう人なんだ」というだけでなく、「このような出来事があり、このような状態に陥っているんだ」、例えば「自分は今、追い詰められていて焦っている、判断を間違えがちだな」などと、もう一段上のところから自分を俯瞰し認めていくメタ認知ができるようになると最高です。

親の姿勢としては、「グレー」と言われた、あるいは、親自身が「この子、少しアスペルガーっぽいかしら」と感じたら（グレーでなくて明らかに黒の場合も）、お子さんが小さい時から、お子さんの特徴をよく観察してください。感覚過敏、または鈍感なところがあるか、運動機能はどうか、話し方はどうか、子ども同士で遊べるか、聞くこと、見ることなどで問題はないか、学習で特に何か不得意なものはないか、書くこと、読むことに問題はないか、視線は合うか、目の動きが遅い、あるいはきょときょとしている、あるいは見据えることはないかなど、よく見てみましょう。少しでも何かに気づいたら、本人に教えてあげてください。

「○○ちゃんは、子どもじゃなくて、よく大人と遊んでいるね」

「○○ちゃんは、音や臭いに敏感ね」

「○○ちゃんは、聞いたことはあまり覚えていないけれど、見たことはすぐに覚えるね」

など、特徴に対してニュートラルに言及してください。

また、

「○○ちゃんは今一人でおしゃべりしているよ。みんなは黙っているよ」

「○○ちゃんのおててはどこにあるかな。あら！　△ちゃんの頭の上にあるね」

など、実況中継のようにモニタリングすることも大事です。この時いずれも絶対に叱り調子で言わないことがポイントです。幼いころから、このように自分の特徴について聞かされていると、誰でも自分にはそういうところがあるんだな、という理解に自然に至ります。

次に大切なことは支援ですが、これについては親の役割は重要です。何かあったときは必ず本人を助けるという態度を取ることが親の責務です。うまく問題を解決するということより、親が支援者だということを本人にわかってもらうことが大事なのです。

親が支援者であり、自分の味方であると認識できたとき、愛着関係が成立します。愛着関係は物理的な支援、すなわち、食料の安定供給や、安心、安全な物理的環境の提供、危険からの守護だけでなく、情緒的な双方の結びつき、信頼関係もそこには存在するのです。

親と愛着関係が成立している場合、この親との関係は、その後の他者との関係の基礎になりますので、親との関係が良い人は、他者との信頼関係も成立しやすいということがわかっています。学校や会社などの家庭以外の場所で、あるいは親が亡くなったあとでも、親との関係が良かった場合は、支援者が現れると、自然に信頼関係をつくることができるのです。

一般的に自閉症スペクトラムは対人関係の構築が上手ではないために、自分からターゲットを定めて支援要請を出すことがなかなかできません。しかし、親との関係が良い場合は、外から支援してくれた人に、それでも比較的容易に応えることができるのです。

一方、Yさんのような場合、親は障害受容以前にその子に対して愛情を注ぐことができないことがあります。実は、発達の偏りがあると、子育てはたいへん困難を極めます。Yさんの母親が言うように、赤ちゃんらしいかわいさがない、子どもっぽくないだけではなく、泣き止まなかったり、こだわりが強かったり、機嫌が悪かったり、子育てが難しいのです。外では、手が出たり、対人関係のトラブルがあったりしますので、よそから文句を言われることも多くなります。母親は自分の子どもの出来が、自分が良い母親かどうかのバロメーターになっているところがありますので、子どもを見るたびに、自分は母親として失格なんだという思いが強くなります。そうするとYさんの母親のように、子どもに向き合うのがつらくなり、気持ちも離れていくことになるのです。一般的に発達の偏りがあると、ただでさえ情緒的につながりにくいのに加え、子育ての難しさから愛着障害は生じやすいといえます。

Ｙさんは自閉症スペクトラムという発達障害のうえに、愛着障害という親との関係の問題も背負わなければなりませんでした。こうなると、他者との信頼関係の構築は容易ではありません。他者との信頼関係が脆弱なので、学校でのいじめ、○○ハラスメントなども起きやすいのです。

自分が親で、子どもに愛情が不足しているな、わが子は愛着障害だなと気づいた場合、可能ならば親のほうから、今までのことを謝罪し、向き合うようにすることが愛着障害の処方箋です。それが無理なら、基本的人権の尊重でいく。つまり、子どもの命の存続のためにご飯を作ったり、健康に注意したり、危険から身を守るようにする、挨拶をする、持ち物を落としたときは教えてあげるなど、当たり前のことをすればよいのです。

では、このように親がお手上げの時はどうしたらよいのでしょう。周囲の誰か、気がついた人が、本人を認め、褒め、評価するのです。親がだめなら代わりの誰かでよいのです。愛着障害の場合、養育者であるべき親がだめならば、特定の一人の大人が養育者になれるとされています。ここでのポイントは「特定」ということです。日替わりで、月、水、金はお姉ちゃんで、火、木、土はおじいちゃんではだめなのです。いつも一人の特定の人が条件です。もしその人が不在であれば、「今日は○○さんがいないけれど、○○さんがこうしなさいって言っていたから」と、必ずそのキーパーソンの○○さんの存在を意識させるようなアプローチをすることが大事です。

もしあなたが愛着障害の当人であった場合、親からの卒業が必要です。親から卒業しないと、いつまで経っても信頼できる人に巡り合えません。親は、だいたい変わらないのです。いや、変われないのです。それは悲しいことですが、諦めなければなりません。親から卒業するということは、言葉は悪いですが、「親を見切る」ということです。「親とうまくいかない、もうだめだ」そう思っているのなら、それは大間違いです。別に親とうまくいかなくても、先ほど述べましたようにほかに誰かがいれば大丈夫なのです。世の中には、親との関係がだめな人はたくさんいます。それでもみんな、普通に大人をやっています。親とだめでも大丈夫なのです。心配しないでください。常に一人の特定の代わりの人がいなくても、世の中はあなたが関われる場所が必ずあります。そこはあなたにとっての親になります。その際、間違った場所には行かないでください。また、親とうまくいかず、親を卒業したとしても、その後ちがった形で親と関係が作れることもあります。

親を卒業しやすくなる方法として、親との別居があります。物理的に距離を取れば、心理的にも離れやすくなるからです。しかしこれは、必ずあなたのほうからしなくてはいけません。あなたは親の家から追い出されるのではないのです。あくまでも自分から出ていくのです。

親から離れたときに、周囲を見てください。支援者が見えるはずです。あなたは一人ではありません。

クレーマーになったTさん

6月のある日、たまたま早く仕事を終え帰宅すると、マンションのホールにしゃがんでいる小学校4年生の長男の姿が見えました。その長男Hの姿に、Tさんはなんだか胸がざわざわしました。

Tさん：学童に行っていたはずなのに、どうしたのかしら。

「Hちゃん、どうしたの!?」

問いかけても長男は黙って下を向いています。

Tさん：いつもと同じ、何も言わない。でもなんだかいやな感じ。それにしてもコミュニケーションができない子！　やりにくい。

Tさんはイライラしながら長男を見ました。

長男は、勉強は普通よりできるのですが、球技が苦手、大縄跳びも苦手、そして、友達がいないという少年。どちらかといえば、Tさんの理想の男の子像とはまったく異なるタイプでした。しかし、得意な算数は飛びぬけてできるので、Tさんはその点だけは誇りに思い、密かに大きな期待をしていました。

実は、勉強面ではTさんも同様で、小学校の時から運動は不得意でしたが、数学などの理数系はかなり得意でした。現在、Tさんはその自分の得意な部分を活かして、食品会社の研究室で働いており、それなりに充実した毎日を送っていました。

その一方、対人関係でも実は似ており、Tさんの小学校、中学校時代は暗黒の時代でした。人付き合いが苦手で、クラスでは孤立しがちな大人しい女の子だったのです。そして、陰で気の強い体育会系の女子たちから、ねちねちといじわる（今考えれば「いじめ」）をされていました。

Tさんが教科書を隠されたとき、担任の先生に相談しましたが、すぐにある生徒が「あったよ」と持ってきてくれたので、大きなことにはなりませんでした。しかし、持ってきてくれた生徒は例の体育会系の女子の一人で、当時、Tさんは持ってきてくれたのではなく、自分たちが隠していたところから出してきたんだと確信していました。それで、担任の先生にそのことを話したのですが、「Tさん、人を疑うのは良いことではありません」と取り合ってくれず、そればかりか、「だからあなたはほかの人とうまくいかないのよ」とまで担任の先生に言われてしまいました。以来、Tさんは先生という人種が信用できなくなりました。

そのあとも「あれ？」と思うことがいくつもありました。上履きの片方が違う棚に置いてある、教科書のページの間に消しゴムのかすがいっぱい付いている、新しいカバンに薄くカッターのようなものの筋が何本も付いている、体操服の袋が違う場所にかけてあるなど、思い出すと今でも涙が自然に出てくるのでした。Tさんは孤独でつらかった学生時代の出来事が思い出されるたび、「誰も助けてくれなかった」という思いとともに、いつも「先生は助けてくれない。学校は敵だから気をつけよう。いつかは仕返しを」という黒いエネルギーが自分のなかに燃えているのがわかりました。

長男は保健所の1歳半健診では、言葉が遅いということで引っかかりましたが、その後、急激に言葉が出てきたので、3歳児健診はスルーでした。いわゆる自閉症スペクトラムのグレーということらしいのですが、学校に上がってからは言葉のことでは何も言われませんでした。反対に担任からは性格が穏やかで勉強もよくできる優等生というありがたい評価でしたが、Tさんから見ると、穏やかというより、優柔不断で気が弱く、決して他者に歯向かわず、反発しない言いなりの子でした。そのため、目立ったトラブルがないだけのこととTさんは思っていました。

Tさんはこんな長男に対して、初めての子ということもありましたが、最初から非常な育てにくさを感じていました。そのためかどうしても、長男の気持ちに寄り添えないところがあり、この心の距離について悩んでもいました。それはTさん自身の負の部分と重なるからだということに、Tさんはうすうす気づいていましたが、認めたくないところでもありました。

Tさんは自分自身について、自閉症スペクトラムの傾向があるということは認めていました。またそれが遺伝するということも知っていました。つまり、長男には遺伝しているだろうということをなんとなくわかっているのでした。

Tさん：苦手だな。この子。どうしたら、苦手じゃなくなるんだろう。この子もおそらく私と同じ自閉症。でもわたしたち、同じ自閉症の傾向を持っていてもうまく合わない。

その日の夕食に長男は自室から出てきませんでした。そんなことは今まで一度もありません。さすがにTさんも心配になり、長男の部屋に行きました。すると、扉が半開きになっており、机に突っ伏している長男が見えました。ぎょっとしてTさんは「H！ どうしたの!?」と思わず部屋に踏み込みましたが、声をかけただけで、どうしても長男に駆け寄ることができませんでした。

Tさん：もしこれが下の子だったら駆け寄って後ろから背中を抱いてやれるのに。Hにはできない。

そんなことを思う余裕があったのが不思議でしたが、それでも心臓がどきどきしているのを感じながら長男の傍に行きました。机の上には長男の算数のノートが開きっぱなしになっていました。ふと見ると、一面、真っ黒に鉛筆でグルグルと円が描いてあるのです。

Tさん：いやだ！　なにこれ‼　学校で何かあったんだわ！　きっと誰かにされたんだ。

「どうしたの？　これ、誰に描かれたの⁉」

長男は何も答えませんでした。

Tさん：これはいじめだわ。

頭の中がしびれたような感覚に襲われました。昔の自分の記憶がまざまざと思い出され、

Tさんはフラッシュバックを起こしてしまいました。

翌朝、一睡もしていないTさんは猛然と学校に向かって歩いていました。夜中、会社には休む旨をメールで連絡し、学校に8時になるのを待って、電話で緊急に相談したいと強引に申し入れました。いちおう、テーブルに朝食を用意し、次男にはいつものように登校するよう言い、長男と夫には声もかけませんでした。

学校：朝、8時に連絡してくるなんて、よっぽどだな。ちょっと非常識。あのうちはうるさそうな感じがあるし。要注意だな。

Tさん：絶対に許せない。学校と闘う。泣き寝入りはしない！

昨夜、あれから長男はやっと話を始めましたが、失くしたと言った傘が実は学校の傘立てから消えたのだとか、鉛筆の芯がすべて折られていた日があったとか、班を決めるときにHが誰かのほうに行くとわざと自分を避けてみんなが違う場所で班をつくり入れてもらえなかったとか、体育の時間Hが取れないように別の方向にボールをわざと投げられたとか、学校の帰りにコンビニの前を通ったら、クラスの男子二人がいてHに向かって「喉が渇いた」と言ってきて、ジュースをおごらされたなどというエピソードが次から次へと飛び出してきたのです。聞きたくないような話を際限なく出されTさんは具合が悪くなってしまいました。夜中の3時過ぎ、長男は話し終え、ずっと泣いていました。その後、夫が長男の部屋に入りTさんと交代しました。

　Tさんはそれらをすべて録音した携帯を握りしめ、今、学校の会議室で一人、担任の先生を待っているのでした。Tさんは眠れない夜の間ネットでいろいろ調べ、抜かりなく理論武装していました。文部科学省のいじめの定義もダウンロードして手元に持っていました。そして、歩いてくる道すがら、担任の先生にどう言うかのシミュレーションをずっとしていたのでした。

T：私はHの母親、Hのため、私は闘うんだ！

この考えが頭に浮かんだとき、日ごろの長男との心の隙間が少し、埋まった感じがして幾分気分が良くなりました。

担任：今朝8時にTさんから電話？　いやだな。Hが休んでいるということできっと何か言ってくるんだ。会いたくない。私、何か悪いことしたのかな？　普通にやっていたつもりなんだけれど。

20分くらい待たされ、Tさんがしびれを切らし、新たな怒りが出てきそうになったとき（だいたいTさんは気が短く、衝動的な傾向もあるのです）、扉をノックする音がして、見かけない背の高い男性の先生が入って来ました。あとから担任のおばさん先生も見えるかなと思っていたら、男性の先生がバタンと扉を閉めてしまいました。

学校：担任は感情的になりやすいし時々へまをするから、ここは学年主任の男性が対応したほうがよいだろう。できるだけ早く済ませよう。

Tさん：さんざん待たせて何やってんのかしら。失礼だわ。そのうえ、担任が来ない？担任の先生はどうしたのかしら。逃げた⁇

そういうTさんの胸中を察したのか、

「担任は授業で抜けられませんので、私は学年主任のRですが、お話をお聞きします」とその男性の先生が言いました。それを聞いたTさんは、相手が想像していた人と違うこと、思いのほか待たされたこと、つまり想定外のことが起き、予定変更を余儀なくされたことで、睡眠不足ということもあり、頭の中がコントロールを失う寸前になりました。Tさんが予定変更に弱いのは実は昔からで、自身で認識はしていましたが、どうすればよいかは、大人になってもわからないままでした。

あとで思い返してもあの日会議室で学年主任の先生とどういうやり取りをしたのか、記憶があいまいで断片的にしか残っていませんでした。覚えているのは、録音を聞いてもらおうとスマホを取り出すと、時間がないのでと断られ、班決めの話をしたら、それはたまたまじゃないかと言われ、そのほかの話はとても聞いてもらえる雰囲気ではなく、それでもやっと切り出せたノートのいたずらについては「担任に話します」と一言言われ、あっという間に簡単に話は終わってしまったのでした。Tさんの感覚からすると、終わったというより、切られたという印象でした。20分も待たせたことや、担任が対応できないことへの謝罪はなく、それだけでも頭にくるのに、それよりカチンときたのは、長男Hを心配する言葉がいっさいなく事務的に対応されたということでした。

Tさん：やっぱり。学校は親身じゃない。担任は出てこないし、話をちゃんと聞いてくれない。

主任：話は取り敢えず早く切り上げた。これからどうするか、検討しよう。

ところで長男はTさんが学校に行った日、そして次の日も学校に行けませんでした。T

さんの頭の中は例の黒い炎がメラメラと燃え盛り、「Hをこんなひどい目に遭わせた学校をなんとかやっつける」という思いでいっぱいになってしまいました。

Tさん：あの学校の態度は何なのかしら。失礼極まりない。謝罪も心配の言葉もない。あり得ない。文部科学省のいじめの定義では「『いじめ』とは、『当該児童生徒が、一定の人間関係のある者から、心理的、物理的な攻撃を受けたことにより、精神的な苦痛を感じているもの。』」となっている。今までのことはどう考えてもみんな立派ないじめ。そしてそのいじめでHは不登校になった。学校の責任だわ。学校はいじめを放置し、訴えたにもかかわらず、簡単に片づけようとしている。Hがいじめであんなに傷ついて登校できなくなっているのに、許せない!!

Tさんはノートのいたずらについての返事を取り敢えず待つことにしました。職場にいても、学校から連絡があったかどうか気になり仕事に集中できませんでした。

校長：ここは何はともあれ、担任がひとまず出ないとまずいだろう。欠席しているのだから、最低限家庭訪問には行かなければいけない。担任に行かせよう。ノートのいたずらが本当かどうか、子どもたちに聞き取りも必要だな。聞き取りは時間がかかるな。今回は取り敢えず家庭訪問だけだな。担任には本人を心配していることを伝えるように指導しよう。実際心配だし。

翌々日やっと、担任の先生から家庭訪問をしますと連絡が入りました。ノートの件の返事が聞けるに違いないとTさんはその日会社を早退して自宅で待っていました。長男は最初から会いたくないと言い、部屋から出てきませんでした。「Hさんがお元気かどうか心配で」と訪ねてきた担任の先生は開口一番そう言ってはくれましたが、「何を今さら」という気持ちがあり、「いちおう元気です」と、一言返すのがやっとでした。

Tさん：ノートの件はどうなったのかしら？　こちらから聞くのも癪だわ。あちらを泳がせよう。

と思い、Tさんはその日は言及しませんでした。

担任：あー緊張した。ノートのこと、聞かれるかと思ってひやひやしたけど、聞かれなくて助かった。聞き取りとかしなくても大丈夫そうかな。

その後も、長男は朝、具合が悪いと言い、相変わらず登校できませんでした。担任の先生からは欠席の連絡をするたびに、いちおう「お元気ですか？」と杓子定規な、誠意があるのかないのかわからないような言葉がありましたが、ノートの件は一向に話に出てきませんでした。

担任：とにかく心配しているということを伝えることが大事と校長に言われているから、これでいこう。それにしてもこのまま欠席が続くと「重大事態」になってしまう。それは避けたい。私の学級経営の失敗みたいになるのは困る。

Tさん：相変わらずいつまで経ってもノートの件の返事がないわね。こちらはどのくらい返事がないか全部記録している。泳がせた結果、学校はしっぽを出したということだわ。

ついにある日の電話の時、Tさんはノートの件を切り出しました。すると、「聞いています」と担任。

Tさん：なんだ聞いているんじゃない。なんでこっちに何も言わないんだ!?

と心のなかで叫びながらやっとの思いで平静を保ちながら（実際は保てていない状態で）「何か聞き取りの調査とかしたんですか？」と尋ねると、聞き取りが行事などで進んでいないため、まだお話ができないとのこと。「それならそれで進捗状況など伝えてもらいたかったんですけれど」と言うと「スミマセン」という言葉がこの時初めて返ってきました。

担任：やばい。聞かれた。聞き取り調査なんかそんなに簡単にできない。過去の話だし難しい。それに、本当にイベント続きで忙しかった。聞き取りをすると今度は聞き取りをされた子どもの親から文句を言われることもあるし。どの子どもの聞き取りをするか決めていちいちその親に説明してからなんて、そんな時間どこにある。ちゃんと調べるにはそれなりの時間が必要なのに。いちおう謝ったけれどこちらのことなんかわかっていない。わかってほしいけれど、これは無理なお願いかな。それにしてもクレーマーっぽくなってきた。ちょっと今後の雲行きが心配。

Tさん：どうしてやろう。なんてもたもたしているんだろう。そうだ、「上」に言おう。上、そう、校長先生よ。

実は、「上に言う」というのは、Tさんの得意技。ことあるごとにTさんはこの手を使ってきました。

Tさん：夫なんて関係ない。あんな頼りない人。一人で決めて一人でやるんだ。

Tさんは夫に相談せず（どうせ相談しても「任せる」といつも無責任な態度の夫に、とうの昔からTさんは何も期待していませんでした）、退社後出先から校長先生宛に電話をしました。

・こじれる会話

「4年○組のTですが、お世話になっています」。そう切り出すと、「あーTさんですか、こんにちは」とたいへん明るい愛想の良い校長先生の声が聞こえてきました。

校長：ついにTさんから電話がかかってきたな。ここは柔らかくいこう。

Tさん：何がTさんですか？だ。脳天気！

ムカッとしましたが、「担任の怠慢ぶりを言いつけてやる」と思い、こらえて事情を話しました。

校長：例の話を知っていることは伝えよう。管理職まで知っている話ということになれば、ないがしろにされていないことはわかってくれるだろう。それから、本当に子どものことは心配している。それも伝えたい。

すると「その件は担任から聞いております。息子さん、いかがですか？」という校長先生の言葉が返ってきました。Tさんはこの言葉を聞き、校長先生はわかってくれているんだと思い胸がいっぱいになり、涙がこみ上げてきました。

Tさん：初めて息子のことを最初から心配してくれた、校長先生はわかってくれている。

そしてなんだか自信が湧いてきて、続けてノートの件の返事がないことを話すと、「その件は解決したと聞いておりますが」という耳を疑うような返事。

校長：ノートの件の返事？　どうなっているのかな？　正直、あれは確か学年主任と担任が何かしたはずだったような……。まずいな。どうなっているのかな？　担任に確認しよう。

Tさん：えっ⁉　あり得ない。解決⁉

この一言でTさんの気持ちは、また、元の戦闘モードになってしまいました。「あの、こちらは何も結果をうかがっていないんですけど。担任の先生から何もご連絡いただいていません」「そうでしたか、担任も行事が続いて手一杯で、悪気はないんだと思うんですけれど、じゃ、私のほうから担任にTさんにご連絡するよう言いますので」

Tさん：ずいぶん軽い言い方。おまけに身内をかばう気か！

Tさんは言葉を続けようとしましたが、言葉を挟む余地なく電話は切れました。校長先生に身内をかばうという意識がうんとあったわけではありませんが、外部への対応ではこれは通常の範囲でした。しかし、つい言い訳をしたくなるようなTさんの雰囲気が電話の向こうから伝わってきていたことは事実でした。

また、これはTさんにまったく関係のないことでしたが、もう一つ、別の面倒な事案の関係者がそろそろ学校に到着する時間になっていたため、校長先生の頭の中はこれから向き合わなければならないもう一つの厄介な話でいっぱいになっており、いつもより焦って電話を切ってしまったということも否めない事実でした。別のことに注意を奪われていると、このような場合の電話を切るタイミングが重要であるという認識は、おろそかになるものです。

Tさん：謝罪がない。こうなったら毒を食らわば皿までだ。

Tさんはまたモヤモヤしてしまいました。そこで、Tさんのいつもの悪いくせでとことんやるという姿勢（つまりこだわり）になってしまいました。そこでもう一回電話をかけてしまいました。すると今度は事務の人が電話に出てきて「校長先生をお願いします」と言うと、「クラスとお名前を教えてください」とまどろっこしいことを言い、「名簿で確認します」とモタモタし、次に「校長先生におつなぎしますので少しお待ちください」と言い、やっとつながったと思いきや「校長先生は出張に出られました」とびっくりするようなショックな返事でした。

Tさん：さっきいたのに居留守だわ！

と思いながらも「いつ戻られますか？」と怒りを抑えて尋ねるとまたもや、「確認しますのでお待ちください」と人を待たせ「本日は学校には戻らない予定になっています」とのこと。

事務：校長先生にこれから重要な会議が始まるので、どんな電話にも対応できないから出張ということにしてくれと言われたけれど、これで良かったのかな？　なんか、あの方、怒っている感じで不安。

頭にきたTさんはその返事が終わるか終わらないうちに携帯のスイッチを切ってしまいました。

Tさん：うちのことを避けている。学校はぐるになって組織ぐるみで企んでいるんだ。

とTさんは確信してしまいました。ここがTさんの大きな特徴でした。Tさんは事態をいつも悪いほうにどんどん考え、被害妄想に陥りやすいのでした。今回、これは半分当たっていましたが、何もTさんだけを避けているわけではありませんでした。

翌日はいつもの家庭訪問の日でしたが、当日、学年主任から担任は本日急な出張で家庭訪問ができないとの連絡が入ったのでした。

担任：昨日の夜、校長先生から電話がかかってきて「Tさんの件、どうなっている？ ちゃんとTさんに説明しているの？」と言われ、「まだしていません」と言ったら、「電話があったよ。ちゃんとやりなさい」と言われてしまったけれど、あれから何もしていない。どうしよう。とても家庭訪問に行く気になれない。

Tさん：ほらやっぱり。うちをぐるになって避けている。なんて卑怯なことをするんだろう。

翌週も長男は相変わらず朝起きてこず、登校する気配はありませんでした。

Tさん：Hは完全に不登校になってしまった。最悪！ 学校、逃がさないぞ！

毒を食らわば皿までという気分になっていたTさんは、会社の昼休みに校長先生に電話をしました。今度はすぐに通じたので「あのー、お聞き及びとは思いますが、対人関係の問題であれからずっと息子は欠席しています。その対人関係の調査のことを担任の先生にお願いしていたんですけれど、先日校長先生はいろいろな行事で担任の先生がお忙しかったのでとおっしゃっていらっしゃいましたが、もう行事は一段落しているんじゃないでしょうか」と言うと、「あー、そうでしたね」と呆れた返事。

Tさん：行事のことは調べた。たいした行事はもうないことは知っている。もうこれ以上、言い訳をさせないぞ。

校長：行事のことを言ったっけ。そうだったな。確かにあの学年は農業体験やら、地域のお年寄りの方の訪問やらでごたごたしていたことは事実だ。しかし、しつこい。担任、学年主任が聞き取りの下準備をしているとは聞いているが……。何もしていないわけではないんだが……。どう言っても納得してくれない雰囲気だな。

そしてそのあとの言葉がないので、「一向にお返事がなくて、それで校長先生のほうからご指導いただきたいと思ってお電話したんですが」「指導ですか。わかりました。お母さん。担任に説明をさせますので」「いや、説明とこちらがずっと前からお願いしていたことをしてくださらなかったことについて、校長先生から一言担任の先生にお話ししていただきたいと……」

校長：そんなことはもうとっくにやっている。担任や学年主任に指導はしているし、下準備はしているようだし、こちらもいろいろあるし……。もう少し待っていてくれればよいのに。でもこれは無理か。

「だから、この前も申し上げたように、行事が重なっていてお返事できなかったんですよ」「でも、それからもう3日経っています」

「土日じゃないですか。土日、学校はお休みなんですよ。ではとにかく担任から連絡させますので……」

校長：埒が明かない。話をしていても無駄だ。話せば話すほどあちらは興奮してくるみたいだし。

ツーツーツー

Tさん：また切られた！　なんて逃げ足が速いんだろう。

もう一度Tさんはしつこく電話をしました。Tさんは電話が切れれば切れるほど電話にこだわってしまうのでした。このこだわりはTさんが持っている気分の切り替えの悪さゆえでした。

「校長先生お願いします」
「どちら様ですか」と事務。
「4年○組のTです」

事務：まただ。つなぐしかないな。

「お待ちください」
「またTさんからお電話で」と事務からの声で、

校長：ここは私が出ると、またさっきの続きになるな。ここは選手交代で行こう。

「もしもし」

Tさん：あら誰？　校長先生じゃない。

「学年主任のRです。校長はあいにく来客で今お話しできませんので、私が承ります」

学年主任：ここは来客中でいこう。

T：来客中？　何ですって!?　嘘に決まっている。

「先日先生にもお話ししましたが、子どもがいじめを受けて今休んでいます。ノートの件、お話ししましたよね。あのあと校長先生が調査の結果を担任から連絡させるということを言ってくださったのですが、ご連絡がないのでどうなっているかと思って」と言うと、

「いじめですか？　まだ調査をしていない部分もありますので、いじめと決めつけるのはまだじゃないですか？」。

学年主任：いじめって言ってきたな。いじめ問題にはしたくない。困ったな。

「えっ⁉　学校はいじめという認識をしていないのですか？　文部科学省のいじめの定義をご存知ですか？」

「まだ調査が……」

「いじめの定義はご存知ですよね。それから調査はもう終わっているんじゃないですか？　行事も終わっているし」

「行事とは関係ありません」

「担任の先生も校長先生も行事が立て込んでいるから調査がなかなかできず、報告もできなかったとおっしゃっていたんですよ！　とにかく担任の先生とお話がしたいんです。ノートの件で……」

学年主任：しまった。行事と言ったのか。ここは打ち合わせ不足だったな。担任を出すしかないか。精神的に悪そうだけど大丈夫かな？

「担任と話をしたいんですね。わかりました」
「もしもし、こんにちは。担任のKです。本日は息子さんがどうしていらっしゃるか心配ですので、家庭訪問いたします」
「ノートの件はどうなったんでしょう」
「ノートの件につきましては、きちんとお話ししたいと思いますので、後日学校でお会いできればその時にと思っています」

担任：ノートの件は触れてほしくなかった。進捗状況とか言われたらどこまで何の話をしたらよいのか。どう話をしたってTさんは納得しないだろう。憂鬱だ。

「何かわかったのですね。今日でもうかがえますが」結局、その日の夜、学校でTさんはノートの件の説明をしてもらうことになりました。

校長：これは早く対応しないと面倒くさいことになる。急がせよう。

学校はTさんの電話の話具合で早く対応しないとことが大きくなるという危機感から、渋る担任を説得しその日の夜の対応としたのでした。それから担任は学年の先生の協力のもと、数人の子どもたちに普段のHの様子を聞きました。すると、普段担任が感じていたのと同じ、まず子どもたちにHをいじめているという意識はなく、H自身が時々自分で自分の持ち物に、何やらイライラしてやっている様子があるとのことでした。

一方Tさんは、気分的にはそれまでの学校の対応があまりにも誠意がないために、かなりもやもやしていましたが、取り敢えず、説明が聞け、いじめということがはっきりするのだということで、合格発表の前の受験生のような気持ちで、会社から学校に直行しました。

Tさん：やっと説明すると言ってきた。どう説明があるんだろう。期待はしてないし、簡単には許さないつもりだけど、取り敢えずは少し進んだ。

校長：あー、いつもの揉める事案のパターンと一緒だ。ほかの事案の子どもが自閉症スペクトラム、保護者も自閉症スペクトラム。今度のTさんもそれっぽいな。一つのことにこだわりが強く、被害的で、感情のコントロールが悪くていつまでもそのことを言ってくる。いじめのこともやっぱり言ってきた。文部科学省のいじめの定義も厄介だな。まったく一般的にいじめをしていない子どもたちに、「あなた方はいじめの加害者だ」と言うことなんてできない。彼らの人権問題になる。

Tさんが学校に着いたのは夜7時過ぎでしたが、担任のほかに学年主任もTさんを待ち受けていました。そして会議室のような部屋で話が始まりました。

学年主任：ここははっきりありのままを言うしかない。

「あのー実は、子どもたちに聞き取りをしたのですが、誰もH君のノートに落書きをしていないと言うのです」

「えっ⁉　そんなことはないはずです。誰かが嘘をついているに決まっているじゃないですか」

Tさん：まさか！　学校はしらばっくれて、こちらを騙そうとしている。

「お母さん、落ちついてください」と学年主任。「実は……」

そこから担任が話した内容はTさんにとって意外なものでした。H本人がグルグルと円をノートに描いているのを何人ものクラスの生徒が見ていたというのです。学校では今までにも、Hはイライラしてか、普段は大人しいのですが、時々キレてパニックになることが何回もあるとのことでした。

Tさん：そんなこと、知らなかった。どうして教えてくれないの？　でもHがそうなるからにはその前に何かいじめのようなことがあったに決まっている。それにしても、Hはなんていやな子なんだろう。私をこんな恥ずかしい目に遭わせて。

ここでTさんはHに対して自分を裏切り、窮地に追い込んだ憎い子という思いでいっぱいになってしまいました。「Hのせいで私は恥をかいてしまった。どうしてくれよう」

学校から戻り、リビングでゲームをしている長男を見たとき、Tさんは自分を抑えられなくなってしまいました。

「どういうこと⁉　あのグルグル、Hが描いたんだって⁉　どうして言わないのよ！」

怒鳴って、怒鳴って、Tさんは喉がひりひりしましたが、長男は黙っていました。Tさんはその後号泣し、そこらへんにあったものを、手当たり次第長男に投げつけました。長男に当たったかどうかは知りません。長男からは何の反応もなかったので。反応のないことはいつものことなのですが、その反応のないことがTさんをいつもイライラさせているのでした。

H君：お母さんはいつもこうなる。興奮して、パニックになる。だから何も言えない。あの時お母さんがどんどん話を進めてしまって、何かを言おうとしてもそのタイミングがなかったんだ。

数日後、少し冷静になり、頭を整理し、Tさんは気づきました。

Tさん：そういえばあの時、あのグルグルが誰に描かれたのか長男に聞いたとき、Hは何も答えなかった。なのに私が早とちりして誰かに描かれたものと決めつけて、行動してしまった。あー、またやっちゃった。でも、Hにも責任がある。それにそのあと、学校に私がいろいろ話をしているのを、はたで見ていて知っているのに、ずっと黙っていて、私の行動を止めてくれなかった。Hはひどい。

自分で反省するより、誰かのせいにすることもTさんの癖でした。だから、比較的いつも精神的には元気でした。また、この時、Hが母親であるTさんのすごい勢いに押されて何も言えなかったのかもしれないということには、考えが及びませんでした。これもTさんの特徴でした。常に自分目線のみで、他者の状況や他者の気持ちを考えられないのです。

Tさん：そうだ、ほかにHが話してくれたことがいっぱいあった。あのグルグルはHが描いたけれど、その前にあったいじめのことをなんとかしてもらわなければ。Hが話してくれたことはまさに「グルグル」のきっかけになったいじめなんだから。

それからTさんは録音した「いじめ」を時系列にきちんとまとめレポートを作成しました。「グルグル」のきっかけになったいじめなのかどうかについて根拠はありませんでしたが、これもTさんの思い込みでそうだということになっていきました。

いつ何があったのか、その時の関係者は誰か、加えて、Tさん側からの要望として①調査をしてほしい、②調査の結果をTさんに報告してほしい、③もしいじめと認められたなら、それ相応の謝罪をH君とTさんにしてほしいという3点の申し入れも明文化しました。Tさんにとって、このような文書作成はお手のものでした。

Tさん：私は賢いのよ。これで学校も非を認めるはずす。

そして、担任の家庭訪問の日、担任は心なしか勝ち誇ったような顔をしているように見えましたが、その担任の鼻先にその文書を突きつけました。

そして「この文書に書いてあることをご確認ください。そしてそのお返事をください。それから、家庭訪問をしていただいてもいつもプリントを頂戴するだけなので、プリント類はポスティングしてもらえればそれで大丈夫ですから、もう家庭訪問をしていただかなくて結構です」ときっぱり担任に告げました。

担任の先生は、承諾はできないとか何とか言いながらも、文書を受け取り帰っていきました。

担任：この間の説明でわかってくれたと思ったけれど、甘かった。最悪！　こうきたか。

学校：この文書に書いてあることを丁寧にやっていくしかないな。腰を据えて取り組もう。

その後、すぐに学校側から何か言ってくると待っていましたが、返事があったのは1週間後でした。「遅い!!」気の短いTさんは会社から帰宅後、夜8時ごろにその電話を受け、ムッとして大変不愛想な声で対応しました。電話の向こうは校長先生でした。

「お母さん、文書を読ませてもらいました。ご連絡遅くなってすみません。こちらもこれらの件について一つひとつ聞き取りをする段取りなど決めまして、やっていく予定です。そこで、一度に全部は無理なので、できるところから進めます。一件の聞き取りが終わった時点で結果をご連絡したほうがよろしいですか?」

「進捗状況がわかったほうがよいので、わかった時点で連絡をお願いします。取り敢えず、2日後には私のほうからご連絡します」

「わかりました。では、少しお時間をいただくと思いますが、よろしくお願いします。ところで、息子さん、いかがですか? お母さんのお手紙の件とは別に、息子さんの今後のことについて、ご相談したいんですが、いかがでしょう。できればH君ご本人も交えてお母さんと学校、それが無理ならご自宅におうかがいして担任、学年主任などと話していただけませんか？」
「えっ⁉　突然そう言われても……。息子に聞いてそれからお返事します」

校長：丁寧に話をしたぞ。とにかく、きちんと対応するんだ。欠席も長期になってしまった。重大事態に当たる案件だ。

Tさん：Hが話してくれたことを調べてくれるのはいいけれど、今後のことって？　いきなり言われても……、Hのこれからのことなんて、まったく考えてもいなかった。

Tさんの特徴でもう一つ大事なことがあります。それは「先の見通しを立てるのが下手」ということです。Hの不登校が長引くと、勉強が遅れついていけなくなり、中学校で苦労するなんてことは、頭の片隅にもなかったのです。

その後、Hが語ったいじめのいくつかについて、結果が出てきました。しかし、それはTさんが満足するものとはほど遠いものでした。多くはHの勘違いだというのです。

「何ですって⁉　いじめじゃない？　息子があんなに傷ついているのに、文部科学省のいじめの定義はこうなっていますが……」

「文部科学省のいじめの定義……。でもお母さん、いじめの要素はないんです」

「いいえ。息子はつらかったんです。傷ついているんです。いじめを認めてください。そして、あの時息子の周囲にいたD君たちに謝罪をしてもらいたいと思います。そうでないと気持ちが前に進みません」

「お母さん、D君たちはH君を仲間に入れようとしていたんですよ。仲間外れにしようなんて1ミリも思っていなかったんですよ」

「あの子たちがどういうつもりか、そんなこと関係ありません。どうであっても、された人が傷ついたらいじめなんです」

その後、合意に至らない会話が20分以上続きました。

「校長先生は学校の生徒がいじめで傷ついて不登校になっているのに、加害者の味方をし、こちらの人権を蹂躙《じゅうりん》するおつもりなんですね。わかりました。出るところに出ようと思います。本日は失礼します」とTさんは学校を出ました。

Tさん：私は間違っていない。あの文部科学省の定義の文章の意味は、私の行動の支えになっている。

Hのためにとことんやる。

次の週、学校からTさんのほうへ、関わった子どもたちから「自分たちはHと仲良くしたかっただけだけれど、Hが嫌な思いをしたのなら謝罪をしたい」という申し出があるという連絡が入りました。

学校が気をつけること

以下のことが見られる場合、保護者に自閉症スペクトラムが強く疑われます。

- はじめから比較的攻撃的（に感じられる）
- 正当性（よく聞くと？）を強く主張してくる。権利主張が強い
- 被害的
- 自分目線しかない
- 変に理屈っぽい（ルール、法律、校則などを持ち出してくる）
- 話しているとイラッとさせられることがある
- 変に図々しい感じを受ける
- こだわりが強い
- 決めつけが多い（教師はこうすべきもの、あなたには教師の資格がないなど）
- 直線的な思考（子どもに△×したのは××だからだ。先生が△△なのは△×の証拠

だ。など）

- 言葉遣いがきちんとしている・もしくは表現が硬い・難しい言葉を使う
- 話が冗長、迂遠
- 記録を取っている。今までの記録をつけている
- 文書にしたものを用意している
- 文部科学省、県や市の教育委員会へ話を持っていく。市長や知事への手紙、などの行動化

　このような場合は、保護者の言っていることを最初に否定せず、傾聴することが大事です。ともすれば「それは違います」という内容が多く、訂正したり否定したくなりますが、まずは「そのようにお感じになられたこと、ご不安な思いをさせたこと、ご心配をおかけしたこと」に対して、速やかに謝罪をすることが重要です。

　保護者の言い分はどんなに勘違いであっても、被害的であってもそれは修正不能で確信で彼らにとっては真実なのです。彼らも彼ら自身の気持ちの切り替えが悪いことや思い込

みの強さには気がついているかもしれませんが、彼ら自身、なかなかそのコントロールができないのです。

こじれないようにするには、具体的な日時を組んで、先手、先手で言われる前に謝罪をし、子どもを守っていく具体的なプランを提示するなどのアクションが必要です。

こじれた場合、然るべき人（上位の人）が出て、保護者に寄り添いながら、もう一度丁寧にやるしかありません。然るべき人についてはたいていの場合、自閉症スペクトラムの人たちは敬意を払っていますので、信頼関係がある人や一目置かれている人でないと、説得できません。

学校にとっていじめ問題では加害者と呼ばれる子どもたちも大事な生徒です。どの子どもの気持ちも大事にしながらことを行わなければなりません。よほどの場合は子どもたちの心を傷つけないために、これらの仕事はそもそも本来教育機関である学校の仕事ではないので、司直の手に委ねることが適切ともいえます。

クレーマーになりそうなあなたへ

もし、クレーマーになりそうなら、まずその前にお子さんに寄り添ってあげてください。「守ってあげる」「お母さんがついてるから大丈夫」などの言葉をかけてあげてください。

そして、できれば抱きしめてあげてください。子どもが求めていることは、本当は学校に文句を言うことより、親が寄り添って抱きしめてくれることなのです。

それでもだめなら、先生に相談をしてみましょう。「いじめがある、なんとかしろ、うちの子は不登校になった」ではなく、「うちの子が学校に行きたくないと言っている、どうしよう」と相談するのです。

学校にあなた自身の怒りをぶつけるのではなく、その怒りの前の（本当は存在する）困った気持ち、不安な気持ちを伝えるのです。学校は闘う相手ではありません。学校に助けてくださいとお願いするのです。

それでもうまくいかないなら、お子さんと一緒に勉強しながら、お休みしましょう。

お子さんが今の学校に絶対行きたくないと言っている場合は転居や転校を考えましょう。

各教育委員会が主宰している適応指導教室なるものもあります。

お子さんが病院に行きたいと言っているのでしたら、必ず病院に連れて行ってあげてください。「たいしたことない、様子を見よう」ではありません。お子さんが病院へ行きたいと言うからには、何か重大な精神的不具合があるのです。これを放置しておくと、一生取り返しのつかないことにもなりかねないのです。育ち盛りに起こる精神的な問題にはそういうものが多くあるのです。統合失調症、うつ、強迫性障害、解離性障害、発達障害……、どれも早いうちに対応することが必須です。

ところで、いったんクレーマーの道を走ると、なかなか後戻りができなくなります。引っ込みがつかないということです。こういう自分に気づいたら、エネルギー、時間、精神的ストレスの計算をしてください。はっきり言って、争いは身体的にも、精神的にも、経済的にも、そして家族のためにも損失です。あなたはもっと自分を大事にしてよいはずです。

［第3章］

周囲の困惑している人々へ 発達障害を正しく理解しよう

心構えができていますか？

発達障害によって、どんなことが起こるのかをあらかじめ知っておくことは、周囲の人にとってとても大切です。知識がなければ、「この人はなぜこのような行動を取るのだろう」「なぜこんなひどいことを言うのだろう」と、相手の言動にいつも悩まされることになります。しかし、「この人には発達障害がある」とわかっていれば、たとえ相手から失礼と思われることを言われたとしても、「仕方ない」「相手には悪気がない」と思うことができます（なかなか難しいですが）。そして必要以上に自分が落ち込むことを防ぐことができるものです。心の準備ができているのといないのとでは、雲泥の差があります。人は想定外には弱いのです。

私もこのような仕事をしていますから、自閉スペクトラム症の方から直接いろいろなことを言われています。「先生は背が低いですね」「歳をとりましたね」など、序の口です（笑）。でも相手に悪気がないことは十分わかっていますから、やり過ごせるのです（?・）（きわどい時もありますが）。心の準備ができているのとそうでないのとでは、受けるダメージがまったく違います。知識というのは、自分を守るためのものなのです。

・相手の障害を理解することが、最初の一歩

ある営業所にたいへん問題を抱えた男性社員Aさんがいました。電話で聞いたことが伝えられない。どこの会社の誰から、誰に、何について、あるいは商品の品名、数量がわからないなど、肝心なことのどれか一つあるいはいくつかが抜けてしまうのです。顧客からも話が長くて何を言っているかわからない、伝わらないというクレームが頻繁に入っていました。

また、所長は物腰の柔らかい男性で、注意も指示も「やんわり」と伝えるため、Aさんは何を言われているのか理解できませんでした。「これを先にやって、あっちの案件はできればあとでね」などの指示は、Aさんには難しいものでした。そのため、所長の指示も三つのうち最初の一つしかできていないことが多く、ほかの社員がAさんの尻ぬぐいをするのが日常になっていました。

そのような状況なのにもかかわらず、Aさんは毎日元気に出社し、昼休みに漫画を見ながら大声で笑ったりしているため、周囲の社員はみんな、一同に眉をひそめていました。Aさんに対し、所長は何回も指導していましたが、反省している様子がなく、加えて問題が改善されたこともなく、本社からなんとかするようにと指令を受けていたために、所長は徒労感でストレスがかさんでいきました。

ある時、この営業所に朗報がもたらされました。Aさんの異動です。ついにほかの営業所に異動ということになったのです。5年間の苦労の末、やっと幸せな日常がやってくるとみんなたいへん喜びました。

一方、所長はさんざん迷った挙句、異動先の所長に飲み会で会った際、「実は……」とAさんの様子を伝えました。あとに残らないように書面にはせず口頭で「おしゃべり」として伝えたのです。その時に、こうすればいいよといういわゆる取扱説明のようなことも付け加えました。例えば、「△△に出す書類は今すぐやり、3時までに仕上げ私に渡してください。それができたら次に○○の書類の訂正を5時までに仕上げてください。

できたらPDFにしてメールで××に本日中に送ってください。質問があったらすぐに私に聞いてください」というふうに。

次の所長は体育会出身の熱血系でしたので、前の所長の教えを守りながら、号令をかけるように、やるべき業務をAさんのためにマニュアル化しました。おかげで、Aさんは自分のすべきことがわかり、仕事が捗るようになりました。

しかし、まず異動先の所長が行ったことは部署のほかのメンバーにも、Aさんの苦手なことやAさんへの指示の出し方を共有したことでした。

「今度来る社員は苦労しているようなので、みんなで面倒をみてあげよう」と社員に言い渡すところから始めました。その言葉のおかげで社員たちは彼に対しある心構えができました。彼が勤務しているなかで、やはり以前の営業所と同じような状況があったのですが、周囲の社員の受け取り方がまったく違いました。変なことが起きて当然と多くの社員が思っていたので、ストレスは意外に小さく、そのために周囲の社員に気持ちのゆとりがあり、彼本人にも風当たりがあまりなく、そのおかげで彼も以前よりは快適に過ごせたのでしょう。彼なりに努力ができ、少しはましな仕事ができるようになったというわけでした。

さらにこうすればいいよという「取扱説明」のおかげで、混乱が少なかったということも大事なポイントでした。

しばらく経ったある日、所長は例の男性社員が異動した先の所長にばったり会いました。「どう?」と所長が尋ねると、「何が?」「ほら、例の……」「あー、たいしたことない。別に今のところ何もないよ」というやり取り。何もないなんてそんなはずはない、と所長は思いましたが、どうも本当に「何もない」らしいのです。

実際、このような事例をいくつか聞いたことがあります。ポイントは「申し送り」です。そして、その「申し送り」にどのような人でどのような対応をすればよいのかということがはっきり述べられていることが重要です。またもう一つ、周囲の人の共通理解のための事前の情報の共有化です。この二点で状況は大きく変わるのです。

さて、「取扱説明」のなかに何が語られたのでしょうか。

Aさんと働くために

・人と話をするのが苦手。和気あいあいのコミュニケーションは期待しない
・人の気持ちを想像するのが苦手。何かあれば言葉で直接はっきり伝える
・指示は一度にひとつずつ
・予測して動くことが苦手。業務は文書にして指示する
・あいまいな指示ではなく、具体的な指示をすること。特に数字で示すとよい
・急な予定変更には対応できないため、イレギュラーな仕事は前もって伝える
・定時出社、定時退社を基本としているために、残業はいっさいなし
・集中力がある。細かい作業もしっかりこなす
・電話対応は苦手なので、日時、誰から、誰へ、内容などを表にしたメモを用意する

ポイントをまとめると以上のようになりました。

・**取扱説明書について**

参考までに、発達障害の傾向のある人に対する、一般的な対応や指示について以下に示します。


√問題を最初に指導、批判、叱責しない。はじめは本人を否定しない。

⇓最初に悪い印象を持たれると信頼関係が構築しにくくなり、その後の関係も悪くなりがち。そうなると指導、指示がいっさい入らず恨まれることも。

√遠回しな言い方はしない。はっきり言う。

⇓婉曲な言い方は、結局伝わらない。ストレートにズバッと言っても意外に傷つかないことが多い。

√共感は態度より言葉で表現。

⇓非言語のコミュニケーションが不得手。他者の表情が読めないこともある。

√言外の意は禁止。お世辞も禁止。例：「出直してこい！」「帰れ！」などの表現は叱責の際に使わない。

⇓字義どおりの解釈しかしない。本当に帰ってしまう。

√一度にたくさんのことを言わない。

⇓聴覚情報の処理能力が低いことが多い。一度に一つの情報がよい。

√同じ言葉を使う。例：報告、連絡、伝えるなど似ている意味の言葉を統一する。

⇓語彙が違うと異なることと解釈する。

√何をどこまでするかなどについて、明確な合図、目印。最初と最後・ゴールの明示
⇓どこまでかという感覚があまりない。超えてはいけない一線もわからない。

√シンプルな指示。数字、具体的な内容を示す。

⇓適当、少し、しばらく、ちょっと、などの抽象的な言葉の理解ができない。

√スケジュール、流れ、工程表、ロードマップの提示。

⇓見通しをつけられない。イメージングができない。

√できないことについては、ステップアップで指導。

⇓不安を除去しながら少しずつ行うと、「絶対いや」ということができるようになる。

√できたこと、問題ないことについて適切なプラスのフィードバック。

⇓どうすればよいかわからない、あるいは、そのイメージがないので、問題のない時にそれでよいことを伝える。

√退避コーナー、休憩コーナーの設置。

⇓気分の切り替えが苦手で、感情的になることがあるので、場を外して落ち着けるところが必要。

√本人が感覚過敏の場合、その刺激の統制。

⇓個人個人異なるが、聴覚、視覚、嗅覚、触覚などへの過敏さあるいは鈍感さがあるので、その対策が必要。例：聴覚過敏の場合、音のするコピー機の側の席にしない。

√お手本、マニュアルの提示。

⇓自分で想像、創造することが苦手なことがあるのでサンプルが必要。

√フォーマット、テンプレートの提示。

⇓求められるものを、自分で想像、創造することが苦手なことがあるのでサンプルが必要。必要な情報の何かが抜けることがあるので、フリーでメモを取らせない。

√社員の顔写真、氏名、肩書などがわかる資料を用意。

⇓他者に興味がなく、顔や名前が覚えられないことがある。

√ルール、規則を最初に伝える。できれば書いたものを用意する。

⇓ルール、規則、法律など定められたもの、明文化された基準があるとそのとおりにする。融通は利かない。

√いつもと異なる業務などは事前に説明をする（視覚的に伝えることも場合によっては必要）。

⇓突発事項、想定外、サプライズなどに臨機応変に対応ができない。視覚化、あるいは聴覚化は、それぞれの聴覚情報の入力が悪い、視覚情報の入力が悪い場合があるための対策。

√答えやすいように選択肢を提示する。

⇓オープンクエスチョンなど感想などを求められても何をどう答えてよいかわからないので、選択肢が必要。

✓話すときに主語を省略しない。

⇓こちらが言わんとしていることの察しが良くないので、主語を省略すると誤解する。

✓本人の座る位置を真ん中にしない。

⇓奇異な行動、感情が不安定になるなどのことが予想される場合、他者への影響があまりない場所にする。

✓時計、タイマー、チャイムの使用。

⇓自分で適当に切り上げることができないため、合図が必要。

✓なぜそうしなければいけないのかについて理由、目的を説明。

⇓見えないものに対するイメージがないので、この先どうなるか、その結果何が起こるかがわからない。そして何もならないと思うと、すぐにやめてしまうので、それをすればどうなるかを説明。例：大学を卒業すればどういうものが得られるか。

✓こまめなコーチング。

⇓容易に注意がそれ、次に何をするかわからないなどのことが多いので、こまめに指示出しをする。

√人相手の仕事から物や機械相手の仕事に変える。
⇒他者の気持ちがわからない、共感性や社会性が低く、コミュニケーションが不得手なので、対人関係がうまくいかないことが多い。
√暗黙の了解がわからないので、当たり前のことも説明する。

・人を嫌うことは悪いこと？　悪い人になりたくない

筆者が心配なのは、優しい人である読者の皆さんのことです。この本を手に取った方の多くが「発達障害の人とうまくやっていくにはどうすればいいのか？」という悩みを抱えておられるはずです。実は、その優しい気持ちが時に、自分自身を傷つけることに繋がる場合があるからです。

ある企業の経理で働く30代の女性Cさんは、同僚の自閉スペクトラム症と診断された男性に振り回されていました。報告書やレポートが書けない男性のために、Cさんはいつも残業。一方男性社員は毎日定時で帰っていきます。そしてCさんへの労いの言葉もありません。

Cさんは幼いころからご両親に「人の悪口を言ってはいけない」としつけられてきたこともあり、その男性の悪口を言うことができませんでした。それが積もりに積もって、結局過労とストレスによる帯状疱疹という形で現れてしまい、Cさんのほうが会社を辞めることになってしまったのです。そしてCさんの頬には、帯状疱疹による痣が残ってしまいました。

多くの人が、「人を嫌ってはいけない」という倫理観を持っています。そのため、人を嫌いになると「人を嫌う私は悪い人」と考えてしまうのです。だから、ネガティブな感情（怒り、嫌悪、妬み、嫉み……）を感じるや否や、その感情を否認し抑圧してしまうのです。それらの感情を自分で抑圧して「思わないようにしようとする」と、Cさんのように、心や身体が悲鳴をあげてしまいます。筆者のところに相談に来る人のなかに、非常にネガティブな感情を抱えているはずなのに、何もストレスがないと言いながら、眠れない、頭痛が取れない、眩暈があるという人がたくさんいらっしゃいます。身体が代わりに「つらい」と言っているのです。抑圧された感情は身体化（身体的に症状が出現すること）します。

しかし、まずお伝えしておきたいことは、「思う」「感じる」は止められないということです。「嫌い」と思ってしまう、「嫌い」と感じてしまうことを止めることはできません。「好きだ」と思ったり、「いやだ」と思うことは自由で自然なことです。極端な言い方をすると、反対に「あの人は大嫌いだ、殺したい」と思う場合もありますが、思うだけなら実は罪になりません。殺したいという感情は止められないのですから、そう思うのは残念なことですが、仕方がないのです。

実はこのようなネガティブな感情は自分を守るためにあるのです。例えば、気持ち悪いものを見たら「気持ち悪い、いやだな」と思うからこそ、それを食べようとは思いません。その結果その気持ち悪いものを食べてお腹を壊すことから自分を守れるのです。

自然な感情、ネガティブでもポジティブでもどの感情も大切で、人は何を感じても思っても良いのです。

周囲の人の救済

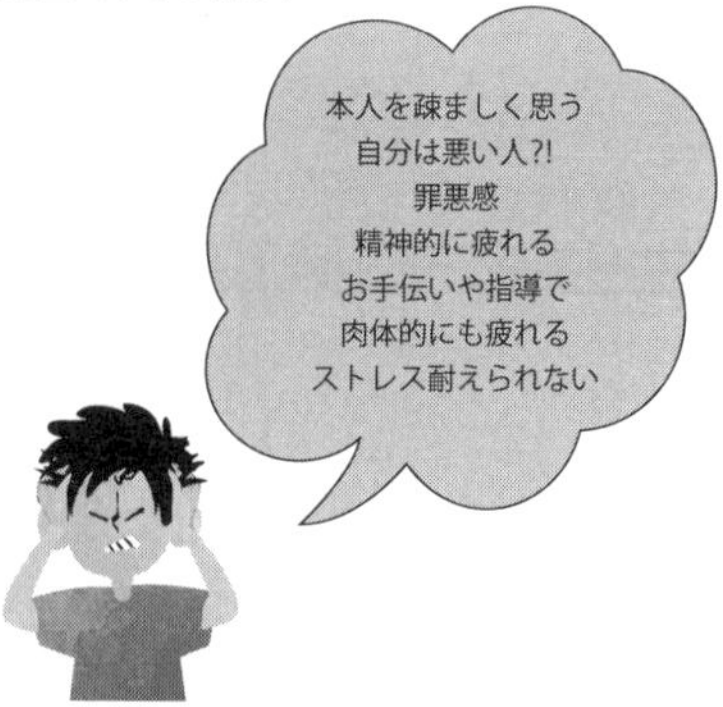

☆周囲の人を
孤立させない

☆周囲の人が
おかしいのでは
ないことを伝える

☆周囲の人への精神的、
物理的支援

☆シェアリング

ですから「嫌だな」と思ってもいいのです。まずはそう思う自分を許してあげてください。人を嫌う勇気を持ってください。

思う、感じるは自由で自然。しかし、その人に対していじわるをしたり攻撃したりすることは、別です。理性のある行動、自分をコントロールすることが大事なのです。

・つらい思いはため込まない、シェアリング、一人がかえの禁止

多くの事例から、発達障害の人がある場所でうまくいくポイントは、周囲の人々の理解、つまり、周囲の人が発達障害その方の特徴を知り、その特

徴に合わせた対応をすることが重要だということがわかります。その人を取り巻く環境が良いか悪いか、特に人的環境がポイントなのです。しかし、それは、発達障害の人がその場に適応するのではなく、周囲の人のほうが発達障害の人に適応するということになります。

　不公平な印象もぬぐえませんが、これは既述したように、できない人はできない、だから周囲の人はその人を責めない。そして、できる人は努力するということにほかなりません。

　発達障害の人は、努力をしても、機能的にできないことがたくさんあります。一方、周囲の定型発達の人は、発達障害の人に対して心情的に受け入れられないことがたくさんあると思われますが、心情的な事象は、考え方や受け取り方を変えることで、多少気持ちを変えたり、耐えることが可能なのです。

「でも……」と多くの人は言うでしょう。そうです。この「でも……」が厄介なのです。

「認知療法や認知行動療法、マインドフルネス、ストレスマネジメントのようなことをなぜ私たちだけがしなければならないの？　あの人が悪いのに……」

それでは、そのような皆さんに、誰もができる良い方法をお教えしましょう。それが「シェアリング」です。要は、分かち合いです。つらいこと、悪いことは分かち合いというわけです。

嫌な体験をしたあと、皆さんはどうしていますか？

軽い嫌なことは家に帰ったときなどに、「ねー、聞いて、×××なことがあったの。ひどいと思わない？」と家族や知人に話しているのではないでしょうか。話したところで、その嫌なことは消えませんし、根本的な解決はされません。しかし、話したあと、明らかにその嫌な気持ちは軽減されているのです。

一方、大きな嫌な体験、ひどい場合はトラウマと呼ばれているクラスのものもありますが、大きいからこそなかなか人には言えません。これらは誰にも言えないために、自分一人で抱えていくことになりますが、抱えていけばいくほど、考え方が後ろ向きになり、自分に対する自信がなくなり、ひどい場合は解離と呼ばれる日常生活ができないような症状が出てくることも珍しくありません。

この治療として、「話をする」という治療法があるのです。自分のなかの嫌な体験を言葉にして語ること、言葉選びの作業を通して、自分で嫌なことはこうだったのだという心の整理ができます。次に、それを相手に語り共感してもらうことで、自分の苦労を他者に知ってもらう、すなわち、自分を認めてもらうことができます。そして、語って自分の外に出すことで、その嫌な体験からどんどん心理的な距離を取ることができ、楽になっていくのです。要は誰かに自分を認めてもらい、客観的に見て、あれは単なる過去の出来事だったと、確認できるようになると、トラウマから解放されていくのです。トラウマからの脱出は相談者を持つことといわれている所以です。

つまり、大きな嫌なことも語ると良くなる、というただそれだけのことですが、効果はあります。嫌なことがあったら、語り合うのです。

「そうか、みんなであの人の悪口を言えばいいんだな」

ある意味そうなのですが、悪口というと聞こえが悪いので、「自分がつらい思いをしたことを他者に聞いてもらうということ」と言い換えましょう。

A：「あの人さーこの間、話してたら私の顔をしみじみ見て『シミが目立つね』って言うの。もうー気にしているのに、なんていやな人!!」

B：「あの人さー、この間、話をしていたら私の顔をしみじみ見て『シミが目立つね』って言うの。もうー（私は）悲しい！」

このAとBを比べてどうでしょう。Aに比べBのほうが印象が良いのがわかります。この言い方を、私を主語にするということで「アイメッセージ」と呼んでいます。できればこのアイメッセージでシェアリングです。

この場合の条件として、このような話を聞いてくれる仲間がいることが必要なのは言うまでもありません。ですから、常日頃から話を聞いてくれる人、相談できる人を確保することが望ましいのです。どうしても見つからない時は、臨床心理士、公認心理師などのプロに頼みましょう。

・だめなら逃げよう！

発達障害の人が身近にいて、日々、苦しい思いをしているとき、どんな方法でも改善しないなら、逃げられる場合、逃げることです。また、あなたが「支援者、相談員、教師、カウンセラーなど発達障害の人を支援する立場」で仕事をしているとき、どうしてもその人に寄り添えないなら、担当を換えましょう。発達障害の人と気まずくなったときも、その人から距離を取りましょう。

発達障害の人には「先着1名さま」ということがあります。これは最初に頭に入ったことがなかなか訂正、修正されないということです。定型発達の人も「先入、主となる」という言葉があるように、はじめに聞いたことは印象が強く、どうしてもその考えを変えにくいということがありますが、発達障害の人はその傾向がより強いのです。最初に行き違いでこじれた関係修復は、あとで非常に困難ということです。話せばわかってもらえると

最後に

- 本人はあれで精一杯
- 周囲の理解が大切→人的環境の重要性
- 疲れやすいけど頑張っている
- 混乱しながら生活している
- 診断名より諸特徴、現場での状態像
- 今後の見通し、将来を見据えた支援を
- 世の中通らない特別扱いはしない
- 理解することと心情的に受け入れることは異なる
- 困ったときに支援要請を出せるように
  本人に伝える
- 共感的なアプローチを
- 支援者としての寄り添い
- 努力してもできないことがある
- アプローチが異なればできることがある
- 悪気があるわけではない
- マナー、暗黙の了解を知らないだけ
- 得意なこともある
- 寄り添えないときもある。
  寄り添えない自分を責めない。距離を取る

いう安易な考えのもとでの行動は、慎重にすることが必要です。こじれれば相手も傷つくのです。

自閉症スペクトラムの傾向を持つと思われる方との信頼関係が失われ、こじれてくるような場合、会社では部署異動が有効な選択肢となります。また学校での親の対応も、最初の担当者が信頼関係を築くことができなければ、次の担当者に交代します。親の対応で疲弊し、うつのために休職や退職に追い込まれる先生が増えています。それは、責任感の強い先生が問題を一人で抱えこんでしまうからです。「困った時には、周りに助けを求める」のが基本です。

自分の気持ちを偽って、発達障害の人と接していても、気持ちはバレます。私事ですが、どうしても寄り添えない発達障害のクライエントさんがいました。その方のカウンセリングをしておりましたが、そのクライエントさんと会うと思うと気が重く、憂鬱な気分になってしまう日が続きました。ある時、ドクターから「○○さんのカウンセリング、やめる?」と聞かれました。「どうしてですか?」と聞くと「患者さんが『あの臨床心理士は信頼できない』って言っているよ」という返事。「（バレたか）」。もちろん「はい、辞めます」と即答しました。

発達障害の人には、言葉の選び方が不適切で、配慮なく見たままを言葉にしてしまう正直な人がいます。本人に悪気はなくても、言われたほうは傷つきますし、それが続けば精神的に参ってしまいます。しかし、優しい人ほど「自分がなんとかしなければ」と思って、頑張り過ぎてしまう傾向があります。自分が精神的にゆとりがない状態での支援はできません。精神的につらいと感じ対応が難しいと感じた場合、このような時も、頑張り過ぎる前に相手から離れる決断をすることが大切です。

「『逃げる』ことは卑怯で誠実ではない、そのようなことはしたくない」と思われる方もいらっしゃるでしょう。しかし、自分とそしてひいては相手を守るために、「逃げる」ことは決して悪い選択ではないのです。相手を不要な攻撃者にしないためにも必要なことなのです。

発達障害の知識を持っていれば、相手に手を差し伸べることができるようになります。知識を持っておくことは、人を助けるためにも、自分を守るためにも必要なのです。

おわりに

発達障害の概念について、今後、あらたな発見があるでしょう。大きく見解が変わる可能性もあります。今回は現時点でわかっている知見を筆者なりにご紹介しました。最近の社会は、いろいろな個性の人が共存していくインクルージョン、さまざまな人が活躍できる社会のダイバーシティというベクトルがありますが、それと反対のベクトルも強くなっているように感じます。

世界がグローバル化すれば格差は広がり、弱者は生きにくくなります。デジタルな世界が発展すれば、ヒューリスティックではないものが、もてはやされるようになります。またインターネットが発達すれば、人々の暴言は暴走し、考え方が極端に傾いていきます。そして怒りが助長されていきます。人々はもっと安心して平和に暮らしていきたいはずです。

どうであっても、人々が共存することのために、いちばん大事なのは、他者に支援してもらうこと、他者を支援することです。強くなる必要はありません。助け合いで生きていきましょう。

最後に、編集に携わってくださった黒坂真由子氏、幻冬舎メディアコンサルティングの皆さんに心より感謝申し上げます。

臨床心理士　公認心理師

ヴィヒャルト 千佳こ（ゔぃひゃると ちかこ）

１９５４年兵庫県生まれ。

病院、クリニック、教育現場で40年以上心理臨床を経験。１９９５年より文部省委託スクールカウンセラーとして活躍しており、保育園、幼稚園、学童保育への心理相談を行っている。２００６年からは公立学校スクールカウンセラー、１９９７年からは私立高校スクールカウンセラーとして活躍。神奈川県不登校訪問相談員スーパーバイザー、横浜市スクールスーパーバイザー、茅ヶ崎市適応指導教室スーパーバイザーを歴任。

著書に『ヴィヒャルト千佳こ先生と「発達障害」のある子どもたち　事例から学ぶその実際と理解・支援の手引き』（柘植書房新社、２０１７年）がある。

本書についての
ご意見・ご感想はコチラ

発達障害支援のためのケースＢＯＯＫ

二〇二〇年四月二〇日　第一刷発行

著　者　ヴィヒャルト千佳こ
発行人　久保田貴幸
発行元　株式会社　幻冬舎メディアコンサルティング
〒一五一-〇〇五一　東京都渋谷区千駄ヶ谷四-九-七
電話　〇三-五四一一-六四四〇（編集）
発売元　株式会社　幻冬舎
〒一五一-〇〇五一　東京都渋谷区千駄ヶ谷四-九-七
電話　〇三-五四一一-六二二二（営業）
印刷・製本　シナノ書籍印刷株式会社
装　丁　株式会社　幻冬舎デザインプロ

検印廃止

Printed in Japan　ISBN978-4-344-92768-1　C0037
幻冬舎メディアコンサルティングＨＰ　http://www.gentosha-mc.com/